一回2分
爪もみ健康法

Nail Massage

一日数回ツメをもむだけで
体も 心も お肌も 快調になる!

かわだ東洋クリニック院長
川田信昭 監修

新星出版社

心もお肌も快調！

こんな症状でお悩みの方はいませんか？

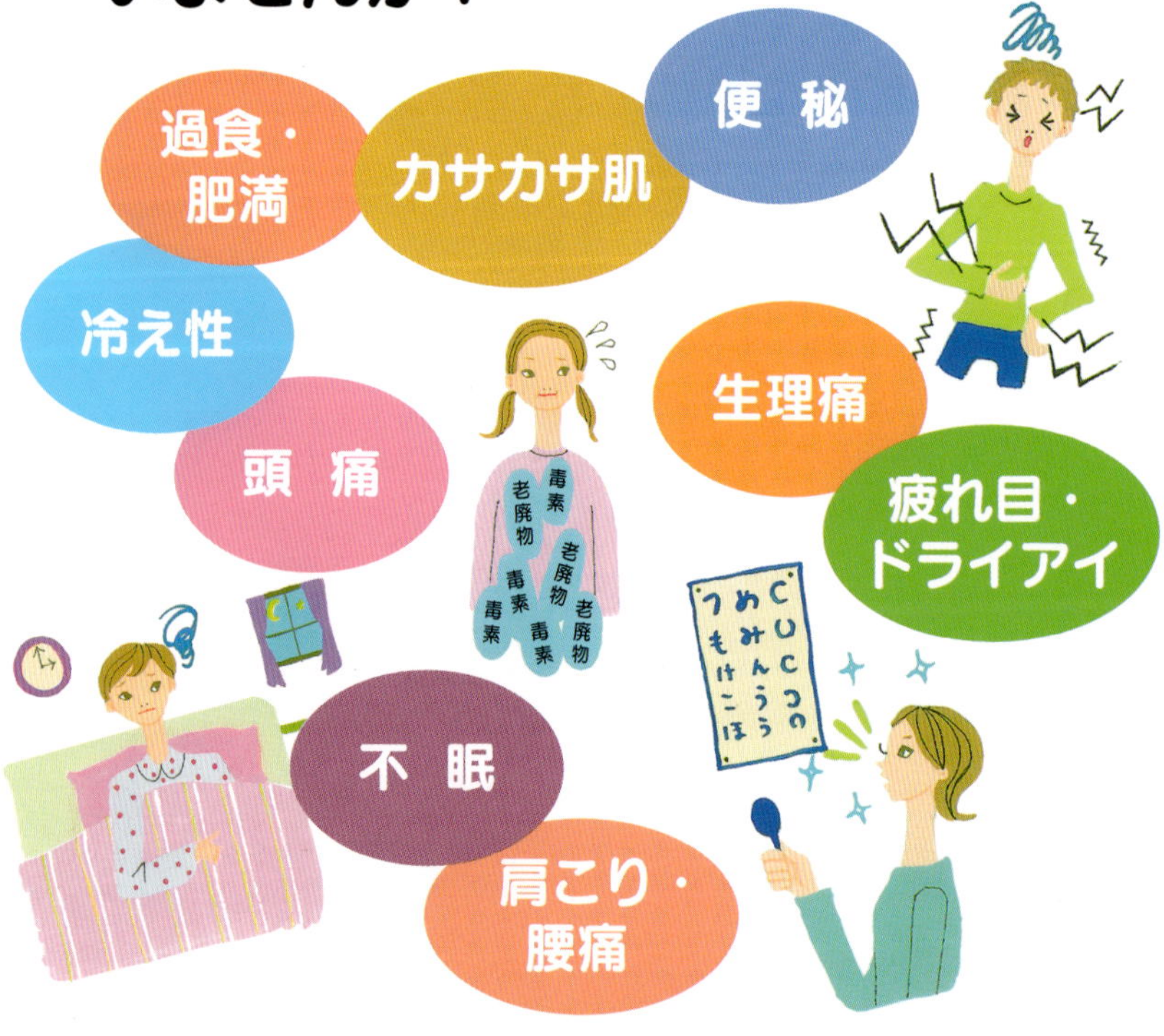

そのほか、糖尿病、高血圧、潰瘍性大腸炎、ガン、etc.
（詳しくは第７章をご覧ください）

これらの症状を引き起こす
大もとの原因は**ストレス**。
ストレスが**自律神経のバランス**を
崩し、その結果、体調不良や病気になるのです。

ツメもみで、体も

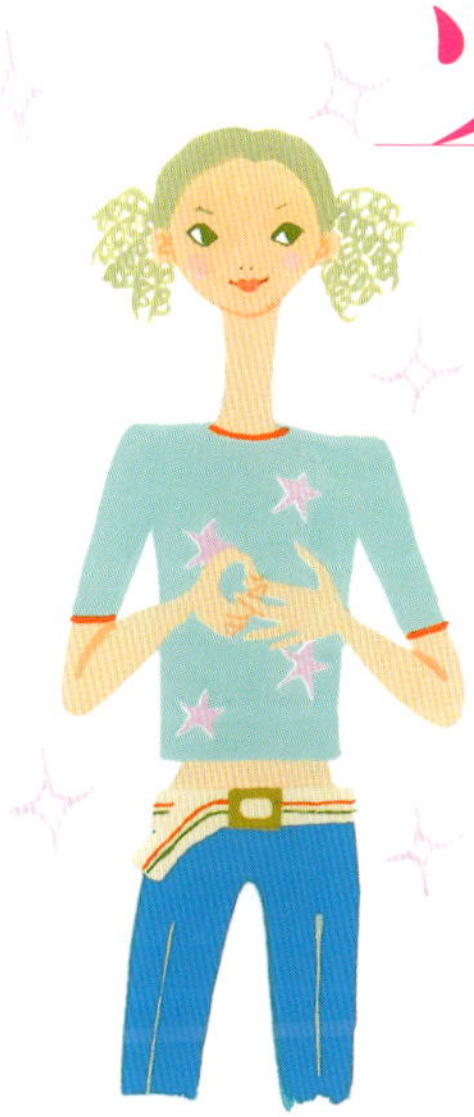

ツメもみ健康法とは

ツメの生えぎわには、末梢神経が
集まっています。
ここを刺激することで、
自律神経のはたらきを調整する健康法です。

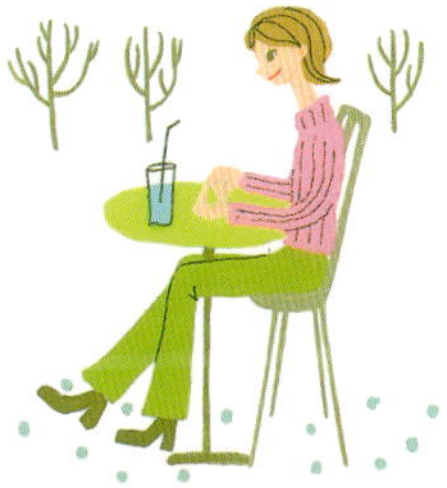

症状別 ツメもみ一覧表

過食・肥満	小指を念入りに
カサカサ肌	親指、人差し指、小指を念入りに
生理痛	薬指以外のすべての指を念入りに それでも改善しない場合には、薬指も１回くらいもむ
子宮内膜症	小指を念入りに
疲れ目・ドライアイ	小指を念入りに　足の親指と第二指ももむ
肩こり	小指を念入りに それでも改善しない場合には、薬指も１回くらいもむ
腰　痛	小指を念入りに
冷え性	手と足の、薬指以外のすべての指を念入りに
便　秘	薬指以外のすべての指を念入りに
子宮筋腫	小指を念入りに
自律神経失調症	小指を念入りに
頭　痛	小指を念入りに
不　眠	小指を念入りに
更年期障害	小指を念入りに

ツメもみのしかた

もむ回数

1日2〜3回を目安に。

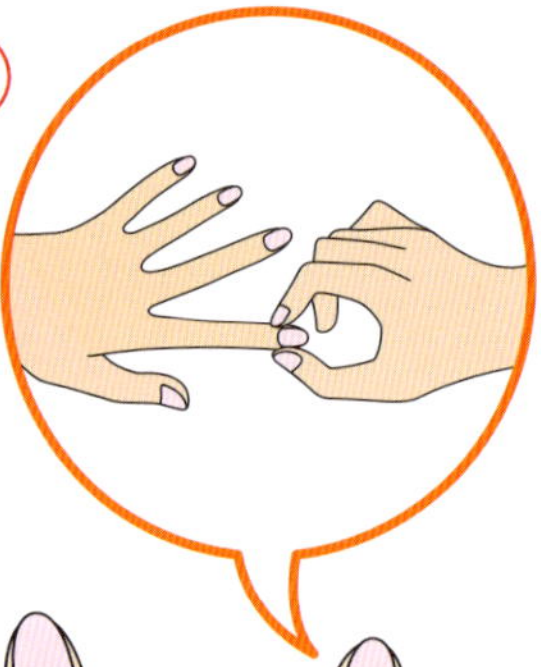

刺激のしかた

ツメの生えぎわの角を、反対側の親指と人差し指で両側からつまみ、**痛いくらいの強さ**で10秒間力を加える。

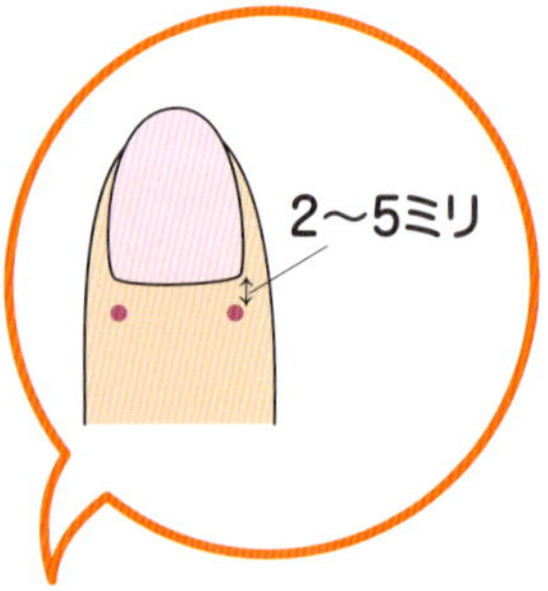

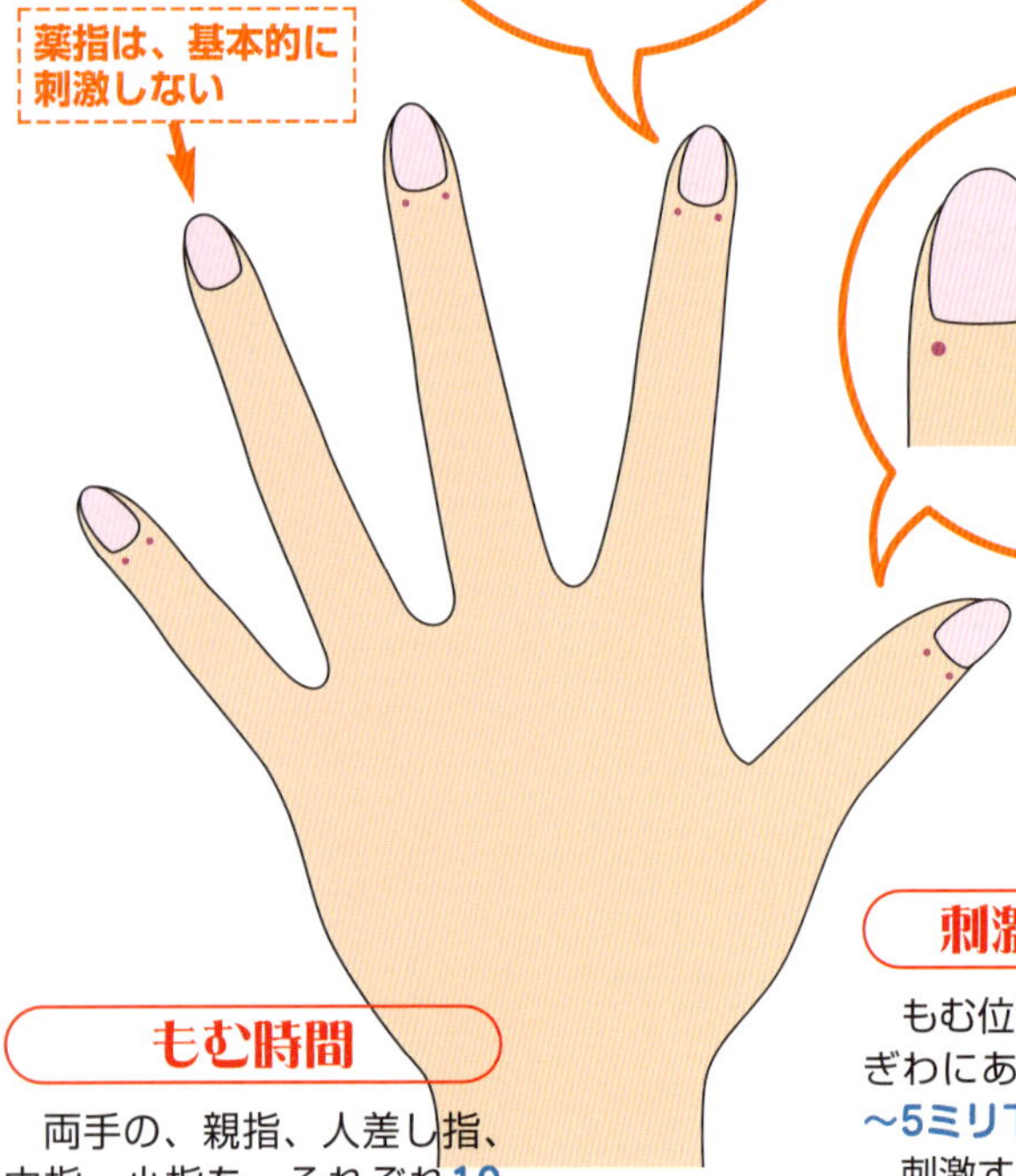

刺激する場所

もむ位置は、ツメの生えぎわにある**左右の角から2〜5ミリ下**。

刺激する指は、両手の親指、人差し指、中指、小指。

もむ時間

両手の、親指、人差し指、中指、小指を、それぞれ**10秒ずつ**。

前ページの症状別ツメもみ一覧表を参考にして、自分が治したい**症状、病気に対応する指は、20秒ずつ**刺激する。

はじめに

「美しくありたい」という思いは、いつの世の女性にも共通した切実な願いですが、そんな「女性たちの夢をかなえる」という触れ込みで、さまざまなダイエット商法や美容商法があふれかえっています。しかし、「やせてきれいになりたい」と願っているみなさんは、「美」とはいったいどういうものか、落ち着いて考えてみたことがあるでしょうか?

もしも私がここで、「美の基本は健康である」といっても、みなさんは「そんなの当たり前」と笑うかもしれません。けれども、このことを本当に理解している人は、「飲んだだけでやせられる」ダイエット食品や過激なダイエット法などには決して手を出しません。それらが「健康(=美)を損なうもの」であることをあらかじめ知っているからです。

本書でご紹介するツメもみ療法とは、簡単に説明すると、有形無形のストレスによってバランスを失った自律神経のはたらきを調整し、体内のさまざまな機能を正常化させ、病気になりにくい体を維持する健康法です。健康体になった結果として、太りすぎていた人は標準に近づき、太りにくい体質になるのです。この療法はもちろん、男女の区別なく大きな効果が期待できますが、便秘や肌荒れ、冷え性、生理痛や更年期障害など女性特有の症状を解消する方法としても、理想的な方法といえます。

また、ツメもみ療法は、ハリ治療の理論を応用してつくられたものですが、ツメの生えぎわを刺激するという東洋医学的施術が西洋医学的（免疫学的）裏付けを得られたところに、この療法のすばらしさがあります。

ところで、現在、人間が本来もっている自然治癒力をなおざりにして、ただ薬の力で症状を押さえこもうとする西洋医学の薬害が社会問題となっています。このような時期に出現したツメもみ療法は、自然治癒力の回復と強化を願っている多くの人々に福音を与えるものであると、私は強く確信しています。

私は毎日の診療で、「患者さんたちが一日も早く薬や病院通いをやめられるように」との願いを込めて、このツメもみ療法を指導していますが、患者さんたちからは、こちらがびっくりするようなすばらしいツメもみ効果の報告を受けることがよくあります。

ツメもみ療法は、現代人が避けて通れないストレスをじょうずに解消し、健康と美しさを保つための心強い味方です。この健康法を毎日の生活にうまく取り入れて、健康体を築いていただきたいと願っております。

最後に、この本の発行にあたり、原稿整理など協力してくださった今多千絵さん、および貴重な臨床レポートを提供してくださった日本自律神経免疫治療研究会の先生方に、心からお礼を申し上げます。

川田　信昭

CONTENTS

CONTENTS

*nail * massage*

CONTENTS

第7章　ツメもみはこんな症状にも効果が

制作協力　㈲天才工場
編集協力　ワーカーズコープアスラン
執筆協力　今多千絵
イラスト　鈴木清美
DTP　㈱アイテム

第1章

ツメもみでボディすっきり、お肌プルンプルン！

ツメもみの驚くべきダイエット効果！

＊ツメもみでダイエットできるワケ

ツメもみ療法とは、手足のツメの生えぎわをつまむようにして押しもみする健康法です。「お金も手間もかからないこんな簡単な方法で、本当にダイエットになるの？」と、不思議に思う人も多いことでしょう。

手足の指先には、私たちの体の機能を正常にはたらかせるための、大切な神経が集まっています。指先への刺激が神経に直接はたらきかけて、体全体のバランスを調節してくれるのです。そして、これが肥満を解消する大きな助けとなります。そのしくみについて、簡単に説明しましょう。

1 「食べすぎ」の原因はストレス

肥満の直接的な原因は、「食べすぎ」と「基礎代謝《たいしゃ》の低下」です。基礎代謝とはたとえば、呼吸や血液の循環、食物の消化・吸収など、私たちがたとえじっとしていても、生きていくために最低限必要な、体内で起こるエネルギー消費のことです。

しかし、なぜ食べすぎるのか、なぜ代謝が悪くなるのかというと、大もとの原因はストレスにあるのです。

そもそも、野生動物は肥満しません。エネルギーの出入りが、脳の視床下部の食欲中枢によってうまく調節されているからです。体にエネルギーが不足すると空腹になり、エネルギーが十分になると満腹するように食欲中枢が命令を出しています。

ところが、人間の場合は大脳が著しく発達したために、ストレスを受けると感情や気分がそれを解消しようとして、大脳が食欲中枢によけいな指令を出し、エネルギーは足りているのに食行動に駆り立てます。いわゆるやけ食いの状態です。つまり「食べすぎ」とは、体は充分満腹しているのに、心（感情や気分）が満たされないために起こるものなのです。

2 「基礎代謝」が低下すると太りやすい

基礎代謝をつかさどっているのは自律神経（第4章七二〜七四ページ参照）です。

自律神経には交感神経と副交感神経がありますが、ストレス刺激を受けると、交感神

肥満の原因はストレス

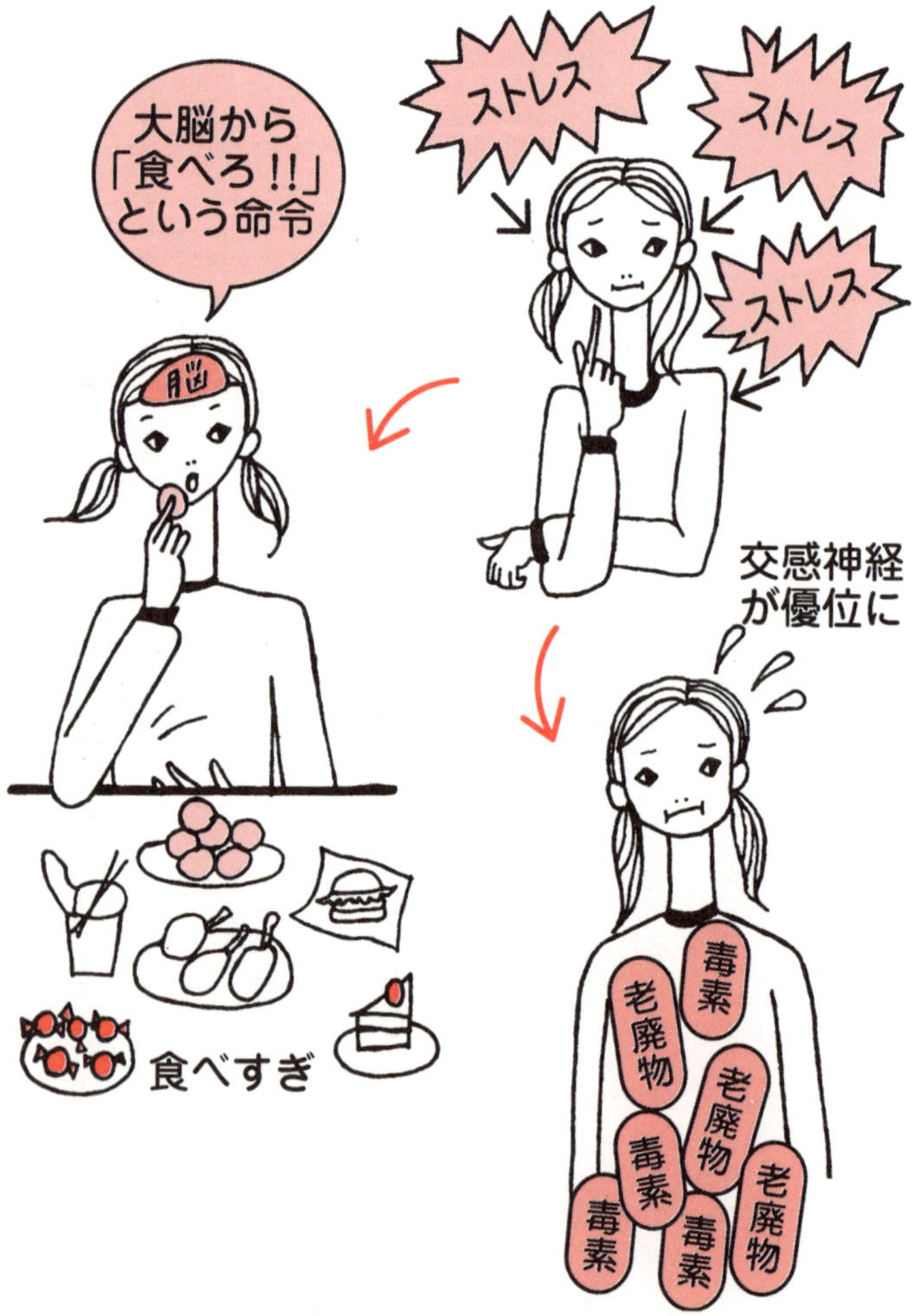
ストレス
ストレス
ストレス
大脳から「食べろ!!」という命令
脳
食べすぎ
交感神経が優位に
毒素
老廃物
老廃物
毒素
老廃物
毒素
毒素

経のはたらきが活発になり、副交感神経はおさえられてしまいます。交感神経が優位になると、全身の血管が収縮し血流が悪くなります。また、内臓のはたらきも低下して、便秘になりやすくなります。

そうなると、老廃物や毒素が排出されず体内に残ってしまううえ、新たに取り入れたエネルギーが燃焼されず、体内にどんどんため込んでしまいます。こうして基礎代謝が落ちると、他の人と同じ量しか食べなくても太りやすくなるのです。

3 ストレス解消に効果的なツメもみ

さて、これで肥満が起こる心理的要因と肉体的要因はおわかりいただけたと思います。また、これら二つの要因を生み出す元凶がストレスであり、ストレスは交感神経を刺激して血流をとどこおらせてしまうということも、ご理解いただけたはずです。

そこでツメもみの登場です。手足のツメの生えぎわには、自律神経を調整できる末梢神経が集まっているため、ツメもみでこれを刺激することにより、自律神経、とりわけ副交感神経のはたらきをうながします。副交感神経は、主に血管を拡張させて血流をよくし、心身をリラックスさせるはたらきがあるのです。

ツメをもんで副交感神経を刺激すれば、基礎代謝がぐんとアップしてエネルギーの流れが改善されます。すると、体によけいなものをため込まず、エネルギーを効率よく燃焼させて老廃物の排泄をうながすので、体が内側からスッキリするのです。こうして体が軽くなれば心も軽くなり、「やけ食い」に走ることもなくなります。

このようにツメもみ療法には、ストレスにむしばまれた体と心を同時に改善する、すぐれた効果があるのです。

＊ダイエットの失敗をツメもみが救ってくれた！

現在二四歳のA子さんのケースをご紹介します。彼女の母親はキャリアウーマン。あるとき仕事の都合で外国へ行くことになりました。A子さんはそれまでは家族と一緒に生活していましたが、母親の海外赴任を機に、自分も独り暮らしをすることにしました。するとだんだん偏食しがちになり、生活も不規則になっていきました。ひとりで生活する心細さや不安がストレスになったことも加わって太りはじめ、最初は四七キロ（身長一五七センチ）だった体重が、六〇キロになってしまいました。

そこで彼女はダイエットをはじめたのです。しかも、それは健康的にやせるための正しいダイエットではなく、食事の量を極端に制限するハードなものでした。その結果、A子さんは自律神経失調症になり、やせるどころか顔や体がむくんだようになってしまったのです。

常に体が冷えて夜は眠れず、昼間は眠くて倦怠感《けんたいかん》が抜けません。夜眠れないため次の日は昼まで眠ってしまい、さっぱり仕事になりません。また、ものを食べてもすぐ吐いてしまいます。いつも体がだるくて、しまいには外にも出られなくなり、受診した心療内科では慢性疲労症候群といわれました。この状態を何とか改善したいという相談で、私のクリニックへやってきたのです。

私はA子さんに漢方薬を処方して、毎日欠かさずツメもみ療法を行うよう指導しました。薬指を除いた両手のツメの生えぎわを、一日二、三回程度マッサージするのです。現在も治療中ですが、治療をはじめて三カ月くらいで目に見える効果があらわれてきました。睡眠が徐々に深くなり、外出も家事もできるようになりました。また、冷え症も治り、食欲も出て元気になってきました。さらに、体重も五キロ減って体がスッキリしたのです。そして四カ月をすぎたころから睡眠も正常に戻り、ようやくふつうに働けるようになりました。

過度のダイエットの結果

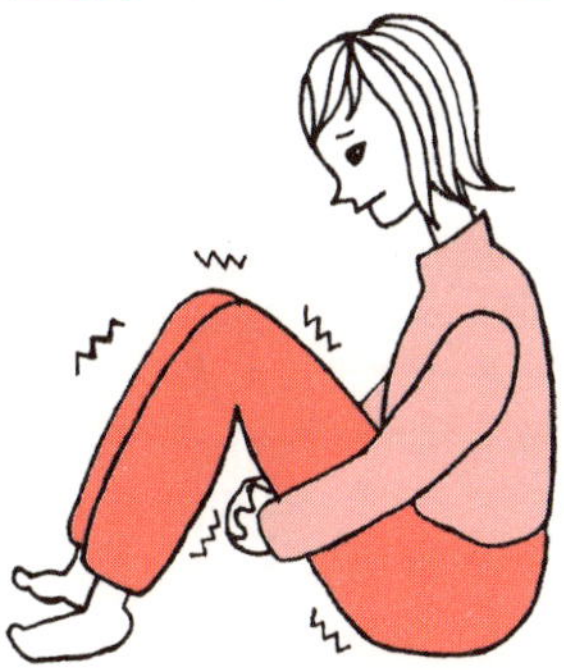

「肥満」と「ストレス」と「食生活」の関係

＊「ストレス性肥満」と「ダイエット肥満」

現代の若い女性を中心に問題となっている肥満の原因は、病気による肥満を除外すると、大きく二つに分けられます。

ひとつは「ストレス性肥満（ストレスに起因する食生活の乱れ）」です。私が扱った例では、冒頭に取りあげたように、独り暮らしをはじめて生活習慣が変化したために太った、というケースがよくあります。ひとりになったことで精神的に不安になり、また、仕事や勉強が忙しく、生活時間も不規則になるというパターンです。

そうすると、「空腹を満たせば何でもいい」という状態になり、てっとり早く食べられるインスタント食品類や、自分の好きなもの・食べやすいものばかりを食べるようになります。やがて、栄養バランスがかたより、体に必要な栄養素がきちんと補われないため、内臓機能が正常にはたらかなくなってしまいます。その結果、体内の老

nail＊massage

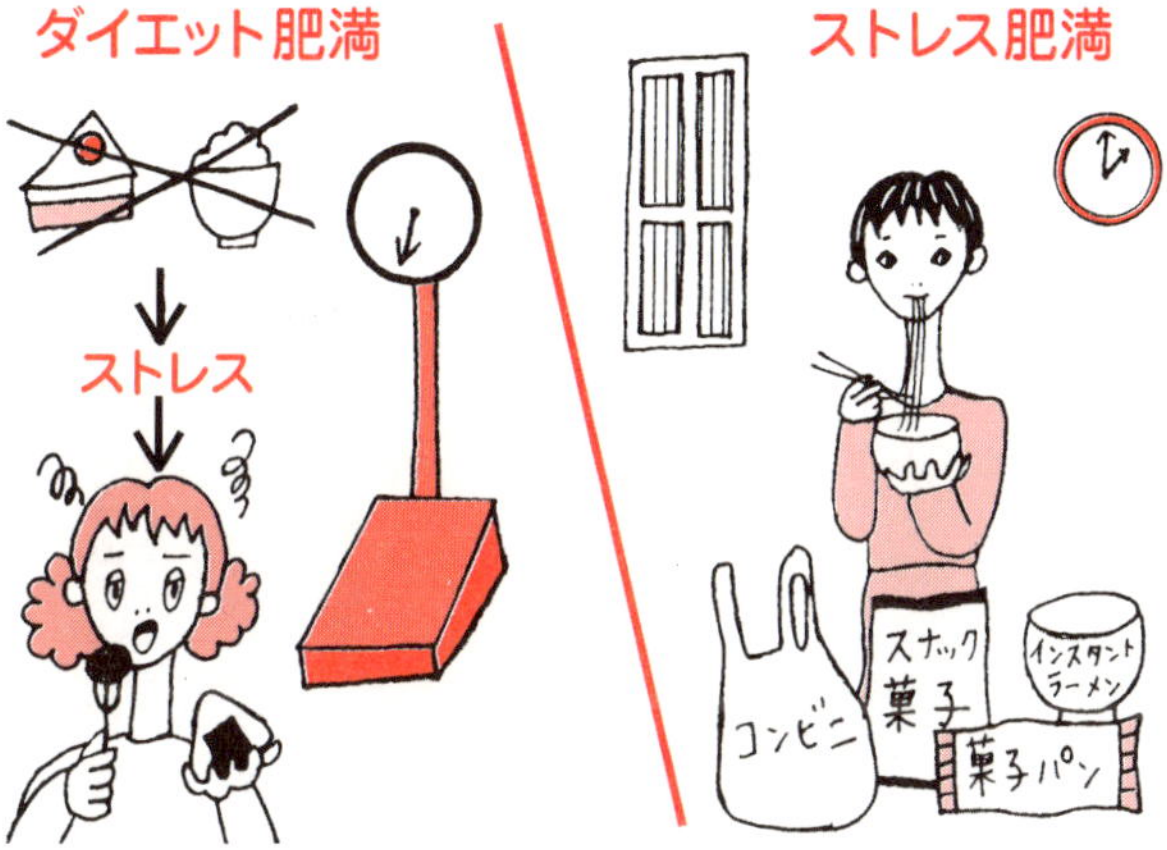

廃物や毒素が停滞したまま体外に排出されず、悪いものをどんどんため込んでしまい、体は肥満していくのです。

第二は「ダイエット肥満」です。要するに、過度な食事制限などむちゃなダイエットを行ったために起こるリバウンドです。短期間でなるべくたくさんの体重を落とそうとして、食べる量を極端に減らすような過激なダイエットでは、食欲が満たされないことがかえってストレスとなり、結局ダイエットは長続きしないばかりか、逆にものすごくたくさん食べてしまうようになるのです。その結果、「ダイエットするたびに太っていく」という矛盾におちいってしまいます。

いずれにせよ、ストレスは肥満の根本的な原因であるといえます。ですから、ストレスをきちんと取り除かない限り、いくらダイエットをしてもやせるどころか体をこわすだけなのです。

＊ストレスの解消が肥満を防ぐ

さきほど、人間の体には交感神経と副交感神経という自律神経がはたらいていることを説明しました。自動車の機能にたとえると、交感神経は身体活動を活発にするアクセルであり、副交感神経は体をリラックスさせてしっかり休息をとらせるためのブレーキです。これらがバランスよくはたらいていると、私たちは健康体でいられます。

ところが、ストレスがかかると交感神経ばかりが刺激され、副交感神経のおさえがきかなくなります。そして過剰なストレスにさらされると、人は非常に単純な行動でストレスを解消しようとします。タバコの吸いすぎ、コーヒーの飲みすぎなど、「とりあえず気持ちが落ち着く」という嗜好品《しこうひん》や食べ物へ、無意識のうちに逃げるのです。しかし、これはかえって体に負担をかけ、ストレスを増大させてしまいます。このような状態が長く続けば続くほど、自律神経のバランスが乱れて体調を崩し、肥満を招いたり病気になったりするのです。

こういう間違った逃げ方を防ぐためには、ストレスを正しく解消する食習慣を身につけることが大切です。ふだんからバランスのよい食事をしている人は、ストレスを増大させるようなものを摂取すると体が自然に拒否反応を起こします。ところが、ストレスで体に変調をきたし、自律神経のバランスが乱れると体が正常な感覚を保つことができず、悪いものを食べたり無理な食べ方をしたりしても気づかなくなるのです。

しかし、ツメもみ療法で交感神経と副交感神経の調整がとれるようになれば、全身の血流がよくなって、悪いものをため込まずに排出できるようになり、疲れたときにもストレスを正しく取り除いてリラックスできるので、偏食・過食に逃げるという間違ったストレス解消方法を正すことができます。その結果、胃腸のはたらきが活発になり、お通じがよくなって便秘も解消され、体はスッキリと生まれ変わることができるのです（ツメもみと自律神経の関連について、詳しくは第4章をお読みください）。

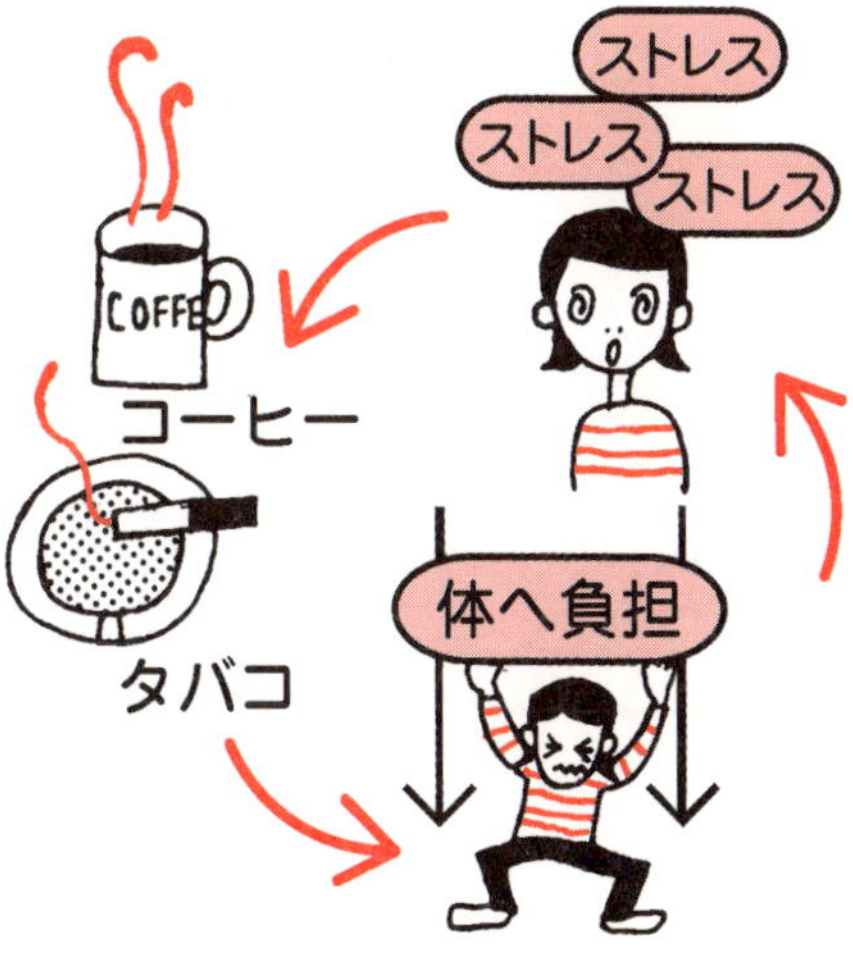

＊正しい食生活とツメもみで自然にダイエット

もうひとつ大切なのは、バランスのいい食事を毎日きちんととって、規則正しい食生活を送ることです。食べるべきときにしっかり食べ、偏食せずに体に必要な栄養素をバランスよく食べていれば、決して太りません。私は自分の体でこのことを体験しました。食生活を正すだけの自然なダイエットを行ったところ、九五キロあった体重が、たったの三カ月で七三キロまで落ちたのです。

ただ、むちゃなダイエットによるリバウンドには、性格的な問題や心の問題、さらには家庭環境も絡んできます。本当は少しも太っていないのに、「人に愛されたいのに愛されない」→「それは自分が太っているからじゃないか」→「だからやせてきれいになりたい」という具合に、自分に対する自信のなさが積もり積もって、無理なダイエットへと走ってしまうのです。その結果、ダイエットに失敗して体をこわしたり、心の健康も崩して拒食症や過食症に苦しむことになります。「やせたい願望」をもっている人は、自分でもよくわからない漠然とした不安を抱えているものです。

そのような不安を取り除き心を安定させるには、ツメもみが効果的なのです。ツメもみで副交感神経を刺激して自律神経のバランスを調整すると、体の調子は自然によくなり、不安は解消されます。そうすると、体をこわすような過激なダイエットには走らなくなります。

食生活の乱れを正してツメもみを続ければ、よけいなものをため込まないので不健康な太り方もしないし、不安感からくる強迫的な「やせたい願望」もなくなって、極端なダイエットに走ることもありません。

過食、肥満で悩んでいる人は、とくに小指を念入りに（二〇秒）もむとよいでしょう。詳しいツメもみ方法は、第6章を参照してください。

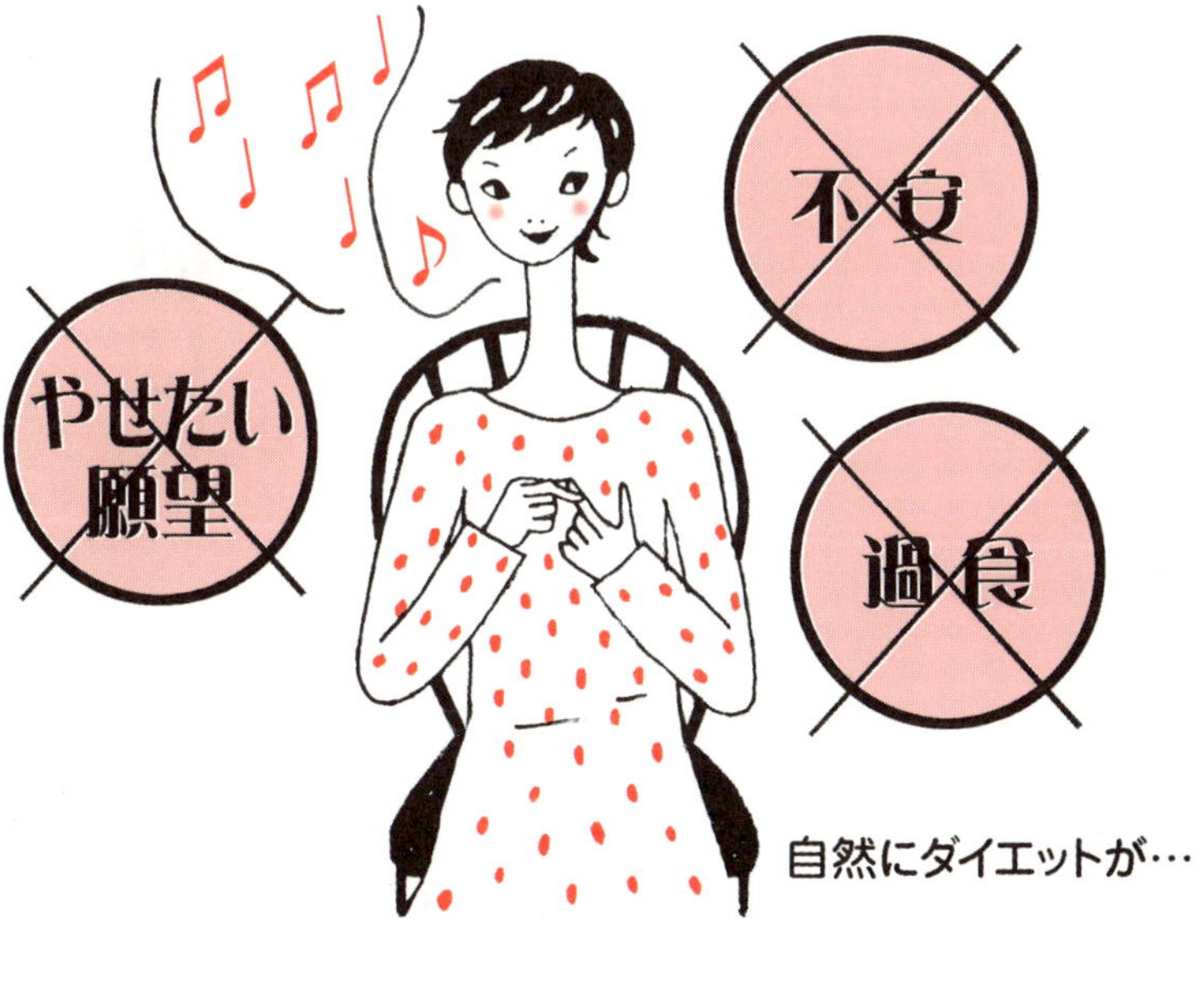

nail*massage

カサカサ肌がつやつや肌に

＊ツメもみで、肌荒れ、ニキビ、便秘をまとめて解決

女性にとってお肌の問題は、肥満と同じくらい深刻な悩みです。しかし、ツメもみ療法を毎日コツコツ続けていれば、お肌の悩みをきれいサッパリ解決することができるのです。そんな一例をご紹介しましょう。

B子さんは二八歳のOLで、仕事のストレスが重なって生理痛がひどくなり、今から一年半前に私のクリニックへ治療に訪れました。彼女はそれに加えて、下半身の冷えと肌荒れにも悩んでいました。夏場でも唇がカサカサに荒れて、目の下に青黒いアザのようなクマがくっきりと出ていました。

クリニックでの治療では、漢方薬を取り入れ、ツメもみ療法と併用しました。すると、治療開始から半年で、まずは肌荒れが改善され、うるおいとハリのある肌がよみがえってきたのです。それからさらに半年が経過したころ、冷え症と生理痛もすっか

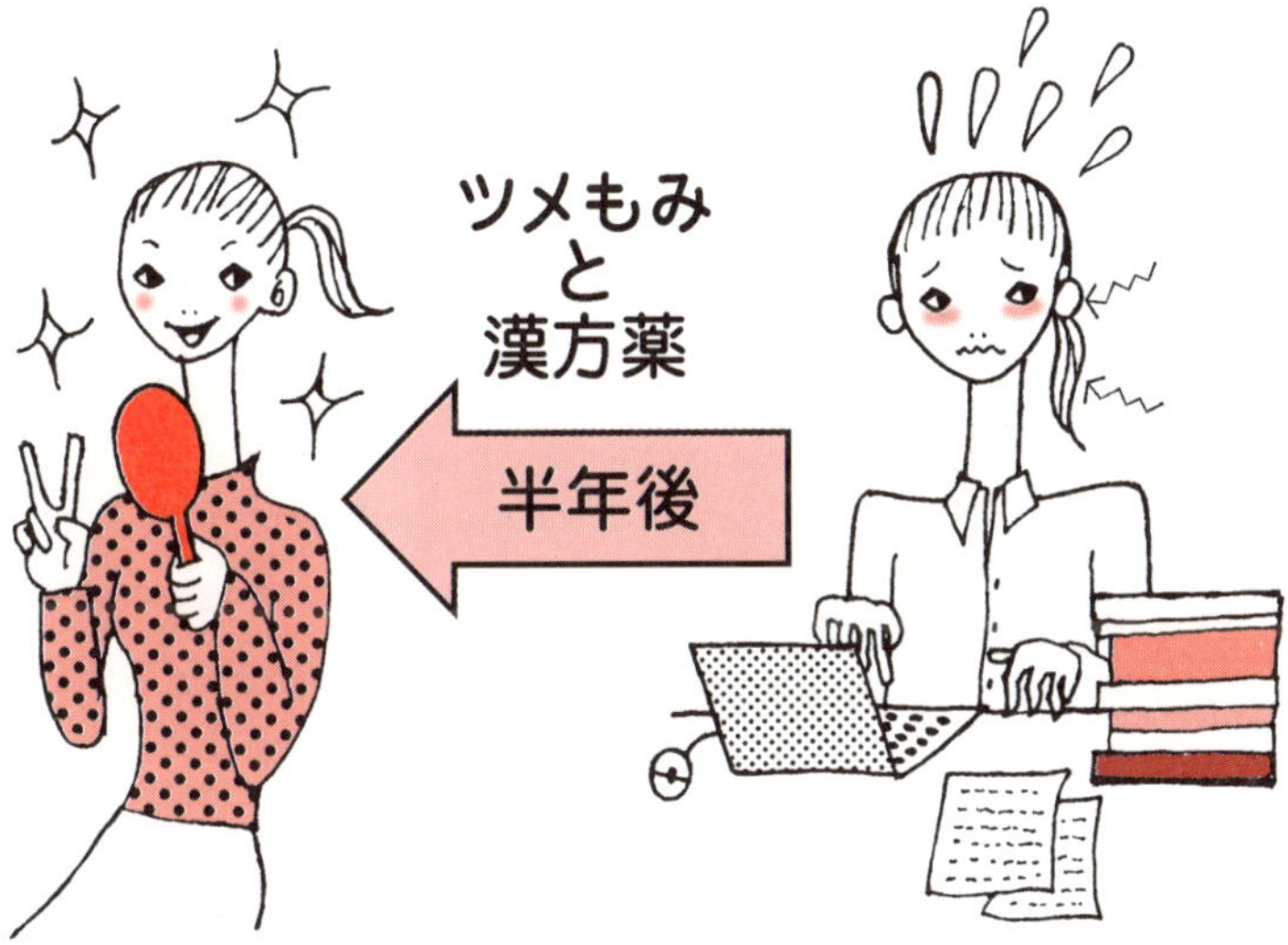

り治り、本人もびっくり。現在では、良好な状態を保つために、ツメもみだけは自分で続けてもらっていますが、もうほとんど特別な治療は必要ありません。

このようなツメもみによる美肌効果は、例をあげればきりがありません。最も顕著な例としては、抗ガン剤による治療のために自律神経のバランスが乱れ、皮膚が乾燥してカサカサになったり、むくんだり、ガチガチに固くなってしまう人のケースがあげられます。このような人たちでも、自宅で毎日ツメもみを続けていると、いつの間にか皮膚に赤みがさすようになり、健康的でスベスベツヤツヤな、弾力のある肌になっていきます。
なぜ、ボロボロだった皮膚がツヤツヤになるのかというと、やはりこれもツメもみによって自律神経のバランスが調整されるからです。交感神経が刺激されると血管が収縮して血流が悪くなりますが、逆に副交感神経がはたらくと血管が拡張して血流がうながされます。とくに皮膚の血管は交感神経の支配を受けていますので、ツメもみで血行がよくなれば、老廃物や毒素が洗い流される代わりに、皮膚の隅々にまで酸素や栄養分がいきわたるので、肌が健康的に生まれ変わるのです。

カサカサ肌でお悩みの方は、とくに親指、人差し指、小指を念入りに（二〇秒）ももむようにしましょう。

＊ツメの色つやもよみがえってきた！

ツメもみをしていると、ツメそのものにも美肌と同じ効果があらわれます。「ツメは健康のバロメーター」といいますが、タバコをよく吸う人や抗ガン剤治療を受けている人は、ニコチン・タール、薬剤のストレス（抗ガン剤には交感神経を刺激するものが非常に多い）によって全身の血行が悪くなります。そのため、肌の色つやがよくないだけでなく、ツメのツヤもなくなってガタガタになったり、色が悪くなって腐ったようなツメになってしまいます。

ところが、ツメもみを行うことで末端の血流まで改善されて、ツメにもしっかりと栄養がいきわたり、元気になってくるのです。

＊ニキビは「青春のシンボル」ではない

ストレスは、必ず全身の血流障害を起こします。そのため、ストレスが持続すると、皮膚やツメのみずみずしさが失われ、うるおいがなくなってカサカサしてきます。たとえば、徹夜した人の肌はむくんだりツヤがなくなったりしますが、これも徹夜のストレスによって交感神経が過剰にはたらき、血流が悪くなってしまうからです。

また、ストレスの影響で、白血球を構成する要素である顆粒球《かりゅうきゅう》（第4章七四〜七五ページ参照）が過剰に増加するため、ニキビや吹き出物など化膿《かのう》性の炎症が起きやすくなります。若い人のニキビは、「青春のシンボル」と呼ばれて美化されたり軽視されたりしますが、じつは、精神的ストレスによる循環障害（血流がとどこおって赤黒い皮膚になる）と、顆粒球増加が引き起こす病気といっても過言ではないのです。

＊便秘と肌荒れの深い関係

一般に便秘が治ると肌荒れも解消するといわれています。その理由は、便秘もストレスによる肌荒れも交感神経の過緊張が原因にあるからです。消化管の粘液の分泌やぜん動運動は副交感神経がつかさどっていますが、交感神経が優位になると消化管の機能が低下し、便秘になります。一方、皮膚の血流も交感神経支配を受け、ストレスによる緊張で血流が悪化し、肌荒れが生じます。

そのため、全身の自律神経のバランスを調整することで血行がよくなれば、内臓のはたらきも活発になり、体内の隅々まで清掃がきちんと行われると同時に、新鮮な酸素と栄養分が全身いたるところに供給されます。その結果として便秘、冷え性、生理痛、ニキビ・肌荒れのような、女性特有の悩みをまとめて解決することができるのです(ただし、ひどいニキビでお悩みの人は、ハリ治療と併用することをおすすめします)。

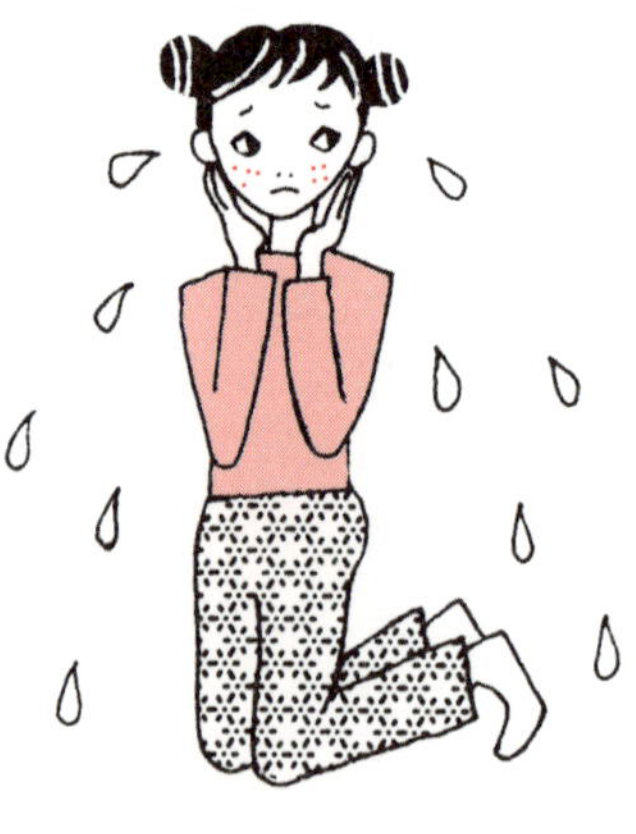

nail＊massage

アトピーの悩みもスッキリ解消！

＊二カ月でアトピーがなくなった

比較的軽いアトピーだった二〇歳の女性、C子さんの例をご紹介します。中学二年生のころに発症しましたが、食べ物に関するアレルギーはまったくなく、金属アレルギーの傾向があっただけなので、とくに薬を使った治療はしていませんでした。

ところが、高校卒業後OLになってから、ハードな仕事で毎日の生活が忙しくなり、皮膚炎が悪化しはじめました。環境の変化が心身ともにストレスを増加させ、免疫力が低下したのでしょう。また、化粧をするようになったので、肌が化粧品に負けて肌荒れが目立つようにもなりました。低刺激化粧品に変えても効果はまったくなく、結局ノーメイクで外出しなければならなくなってしまったのです。そのうえ、もともと金属アレルギーがあるので、ネックレスや指輪、イヤリングのようなアクセサリーを身につけて、大人のおしゃれを楽しむこともできません。

しかし、ステロイド剤の副作用の怖さについては前から知っていたので、何とか薬を使わずにアトピーを治す方法はないかと、私のクリニックへやってきたのです。C子さんの判断は賢明でした。

週に一回クリニックでハリ治療を受けてもらい、あとは自宅でツメもみを毎日行うよう指導しました。すると、二カ月後にはすっかりアトピーがなくなり、化粧ののりもよくなって、金属に対するアレルギー反応もほとんどといっていいほどなくなりました。こうしてC子さんは、ステロイド剤の犠牲者になることもなく、賢く堅実にアトピーを完治させたのです。

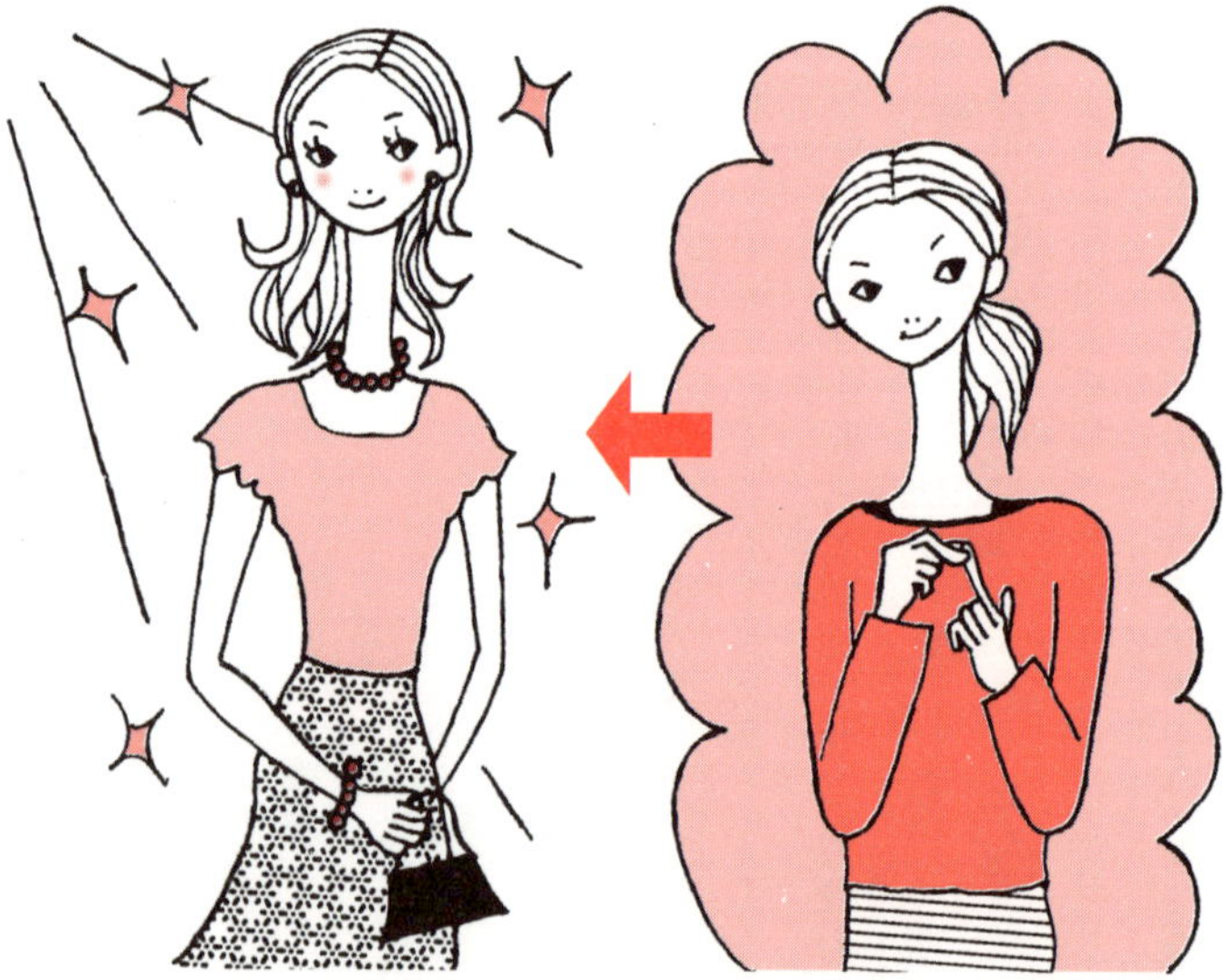

今はもうすでにハリ治療を終え、ツメもみだけは毎日の習慣として続けてもらっています。ツメもみはアトピーの再発予防だけでなく、さまざまな病気の予防策として有効な健康法です。毎日続ければ「病気知らず」「医者いらず」の健康体を維持することができるのです。

アトピー性皮膚炎で困っている場合は、とくに親指を念入りに（二〇秒）もみましょう。

＊アトピー性皮膚炎とは？

アトピー（Atopy）とは、「尋常《じんじょう》でない、奇妙な」という意味のギリシア語が語源になっています。このことからもわかるように、現在でもアトピー性皮膚炎の全体像は解明されておらず、「遺伝性のアレルギー疾患である」というくらいのことしかわかっていません。

「かゆみを伴う発疹《はっしん》がくり返しあらわれる」のがアトピー性皮膚炎の症状なので、一般的に「皮膚が弱い、敏感である」というように、皮膚そのものに発症の原因があると考えられがちです。実際、主な治療薬として用いられているのは、一時的に皮膚の炎症を鎮める効果のあるステロイド剤などです。

しかし、アトピー性皮膚炎とは本来、アレルギー症状のひとつ。つまり、体全体に起こっている「目に見えない異変」の一部が、皮膚という局所にあらわれている状態なのです。ですから、皮膚の炎症だけを塗り薬で対症療法的に治そうとしても、根本的な治療にはならないのです。もっと大きくとらえて、食生活、ストレス、物理的環境やメンタルな環境、自律神経など体全体のバランスをていねいにみていく必要があります。

アトピー性皮膚炎の場合、「体のなかで起こっている異変」の正体は、まだはっきりとはつかめていません。しかし、ハリ治療やツメもみ療法でアトピーが軽減・完治した患者さんをこれまでたくさんみてきた経験から、アトピー性皮膚炎の根本的な原因とは、やはり交感神経の優位に起因する全身の血流障害なのではないかと考えられます。

先ほども述べたように、皮膚の血管は交感神経の支配を受けているので、ストレスを感じると皮膚は明らかなダメージを受け、血行が悪くなってうるおいがなくなります。皮膚は乾燥するとかゆみを感じやすくなり、外界の刺激に対する防御機能が低下していきます。

これがひどくなると、アトピー性皮膚炎の特徴のひとつであるドライスキンの症状を呈するようになります。

＊ステロイド依存症から抜け出そう

皮膚のかゆみ・発疹・炎症などの原因は、通常なら、アレルギー反応により白血球から生じたヒスタミンなどの化学伝達物質によるものと考えられるため、治療薬として主にステロイド剤が処方されます。たしかに、これを患部に塗れば症状は劇的に改善されます。

しかし、アトピーの場合は体質そのものを改善しなければ、薬が切れると再び症状があらわれてきます。「ステロイド剤は対症療法にすぎない」ことを早めに知って、使用を中止すれば大事には至りませんが、この薬剤を熱心に使い続けた場合、「かゆみ、炎症・発疹などの悪化」と「ステロイド剤の増量＝ステロイド依存症」という、予期せぬ事態を招いてしまいます。

私のクリニックに来るアトピーの患者さんは、ステロイド剤のような薬をたくさん使った末、薬が全然効かなくなってしまったり、副作用によってステロイド皮膚炎に移行した重症例ばかりです。このような重度のアトピーの場合は、ハリ・レーザー治療にツメもみや漢方薬を併用します。これを根気よく続け、ステロイドを断ち切れた

ステロイド剤とアトピー性皮膚炎のリバウンド

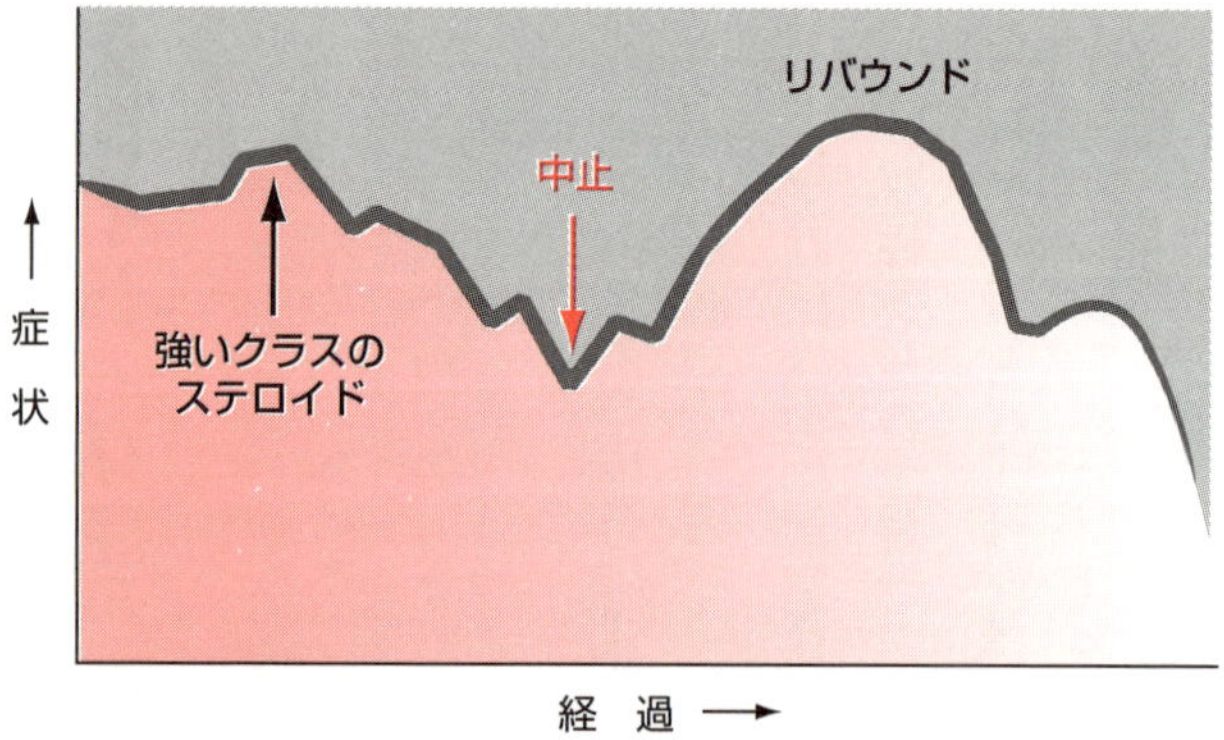

ステロイドを中止すると激しいリバウンドが生じるが、
実際には図のような経過をたどることが多い。
『ステロイド依存―ステロイドを止めたいアトピー性皮膚炎患者のために』（深谷元継著、柘植書房新社刊）より

患者さんは、これまでにもたくさんいます。

ただ、注意点として、ステロイド剤などの薬物療法からハリ治療やツメもみ療法に切り替えた場合、薬の使用期間が長いほど、治癒するまでの時間は長くかかるということを理解しておく必要があります。また、ステロイドを離脱して間もないころは、一時的に症状が悪化する（リバウンド）こともあります。これは病気が治っていくプロセスのひとつ（好転反応）なので、しばらくの間は我慢して治療を続けていけば、必ず改善されます。

アトピーに対するステロイド剤処方の是非は、患者さん一人ひとりの症状

によってさまざまです。使用を続けるにしても中止するにしても、信頼できる医師と相談のうえで決めたほうがよいでしょう。私の場合、クリニックを訪れるステロイド皮膚炎の患者さんに、「三年くらいのスパンで一緒に問題を解決していきましょう」と提案しています。要するに、向こう三年間でステロイド剤を使うか使わないかの選択をしてもらい、患者さんの希望にこたえる形で治療を進めるのです。こうすれば、私たち医師の側でも患者さん一人ひとりに合った離脱などの手法を学ぶことができます。

治癒した後も、再発を防ぐためにツメもみを続けましょう。また、手だけでなく足のツメももむことで（足のツメもみ方法は、第6章一二七～一二八ページ参照）、上半身下半身すべての自律神経が調整され、全身の免疫力が高まるので、皮膚全体にあらわれたアトピー症状を治す助けになります。

なお、子どもの場合の軽度のアトピーなら、従来の治療と併用する形でツメもみを行えば、症状はずいぶん軽くなります。

COLUMN

たくさんの種類を少しずつ食べてダイエットに成功！

自然なダイエットの成功例をここでひとつご紹介します。私の尊敬する知人に小幡《おばた》（旧姓・上武）洋二郎さんという人がいます。彼は東京・メキシコオリンピック（レスリングのフリースタイル・バンタム級）で、二大会連続で金メダルをとるという輝かしい業績を残された方です。

彼は現役時代、早稲田大学からアメリカの大学へレスリング留学しましたが、そのとき選手生命を失いかねない困った問題が起こりました。それは肥満でした。レスリングは体重別のスポーツ（バンタム級は五七キロ）なのですが、ふだん六二、三キロの体重が気づいたら七〇キロ近くになっていたのです。

これは今にして思えば、言葉・文化の異なるアメリカ社会で生活することのストレスと、日本では考えられない豪勢なアメリカの学生食堂の食事内容が原因でした。日本ではめったに食べられないような高たんぱく高カロリーのごちそうを、知らないうちに偏食していたのです。

そこで困ったあげくの苦肉の策として、二〇種類近くも出ていたメニューを少量ずつ全部食べることにしたのです。その結果、約三カ月でもとの体重に自然に戻ってきて、後に東京とメキシコのオリンピックで大活躍することができました。

このような肥満例は、現代社会でよくみられることです。仕事や人間関係からくるストレスが積もると体の感覚が鈍くなり、暴飲暴食や偏食におちいりやすくなります。

バランスのよい食事をとることは、体のすべての臓器の機能を円滑にさせ、ひいては自律神経機能を調整することに連なるものと推測されます。

私が日ごろの臨床で患者さんからよく教えられることは、元来、体の丈夫な人ほど自分の健康を維持する感性が高いということです。直感的にこのような食事療法に気づいた小幡さんは、やはり並の方ではないと思いました。

第2章

ツメもみで女性の悩みを一気に解決！

つらい生理痛が楽になった

＊月経の激痛がハリ治療とツメもみで瞬時に解消

あるとき、私の勤務する婦人科の外来に、一八歳の女性、D子さんが救急車で運ばれてきました。彼女は社会人一年目のOLで、仕事中にひどい生理痛におそわれました。顔も唇も真っ青になり、苦しそうに「ウーン、ウーン」とうなりながらお腹をおさえています。しかし、あまりの痛みに我慢しきれず、もがき苦しんで車椅子から落ちてしまうほどでした。

診察を担当することになった私は、D子さんにハリ治療とツメもみをしました。するとあっという間に痛みがおさまってしまったのです。本人が一番不思議がって、「あんなに苦しかったのに、信じられない」と何度も言っていましたが、午後からは何の問題もなく仕事に戻っていきました。

D子さんは、子宮に病変（病気の組織）があったわけではありません。ですから彼女はそれまで、多くの女性たちがそうしているように、市販の鎮痛剤を毎月のように服用していました。しかし、最初のうちは効き目のあった鎮痛剤も、服用年数が長くなるほど効果がなくなり、ついには発作的な激痛におそわれ、こうして病院に運ばれることになったのです。

＊生理痛の原因は骨盤内の血流障害

生理痛には、「機能的（一次的）生理痛」と「器質的（二次的）生理痛」の二つがあり、痛みの原因も治療法もそれぞれ異なります。

機能的生理痛とは病変がないのに起こるもので、一般に「生理痛」といえばこのタイプを指します。月経が起こると、子宮の内膜がはがれて出血します。プロスタグランジンという物質が、子宮の筋肉や血管を収縮させて内膜を剥離《はくり》させます。

西洋医学では、この子宮の収縮が機能的生理痛の原因と考えているので、それをおさえるためにＮＳＡＩＤ（エヌセーズ）という鎮痛剤を用います。これはプロスタグランジンの合成を阻害する薬剤です。プロスタグランジンが生成されなければ子宮は収縮しない、したがって痛みも起こらないというわけです。

しかし、実際には痛み止めを服用しても治らないケースが少なくありません。とい

月経とホルモンのメカニズム

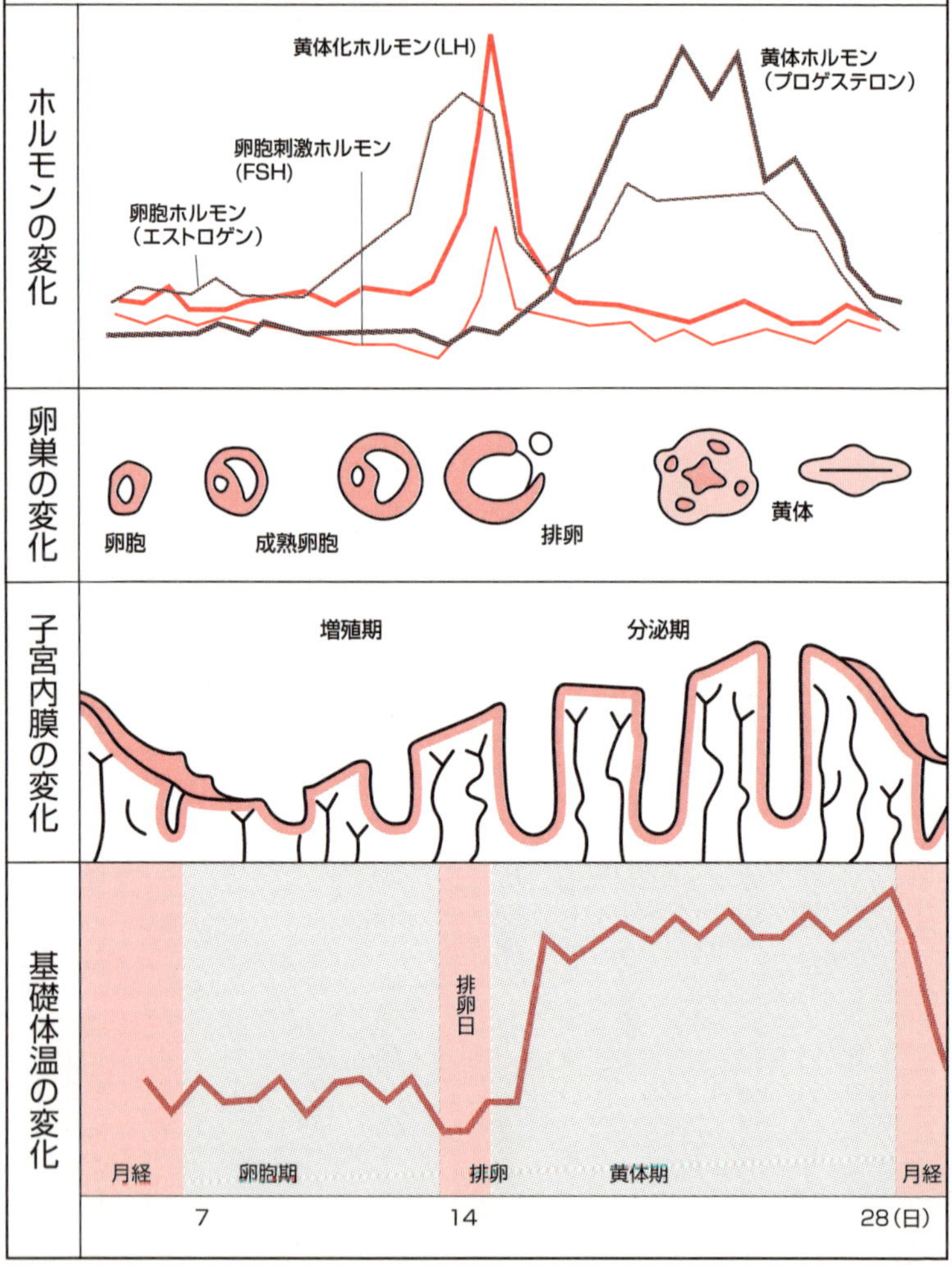

うことは、機能的生理痛の原因は子宮の収縮だけではないと考えられます。

東洋医学では、子宮周辺、つまり骨盤内の血流障害が痛みの原因であると考えています。ですから、痛み止めが効かなかった人でも、ハリ治療を行って漢方薬を処方し、ツメもみを指導すると、血流が促進され、生理痛はなくなっていきます。最近、医療器械の進歩により、東洋医学の効果を実証するこのようなデータが増えはじめています。そのデータによると、機能的生理痛の原因は子宮の収縮だけでなく、骨盤内の血流障害が強く関与しているといって間違いないのです。

一方、器質的生理痛とは、子宮内または周辺に病変があり、それが痛みの原因になっている生理痛のことです。たとえば、子宮内膜症、子宮筋腫《きんしゅ》、子宮腺筋症《せんきんしょう》、卵巣腫《しゅ》瘍《よう》、ＰＩＤ（骨盤内慢性炎症）、ＳＴＤ（性病・クラミジア）などです。月経そのものの痛みではなく、病気が起こしている二次的な痛みなので、まずはこれらの病変を治療することが先決です。その後でも生理痛が治らなければ、前者と同じ治療が必要になります。

生理痛をやわらげるには、薬指以外すべての指を念入りに（二〇秒）もみましょう。それでも改善しない場合には、薬指も一回くらいもんでみてください。

ホルモン療法でも治らなかった子宮内膜症が改善

＊手術・薬物療法で治らなかった生理痛が解消

四三歳、独身のE子さんのケースです。一四歳で初潮を迎えてから二〇歳くらいまで、生理痛がきつかったといいます。とくに二〜三日目は下腹痛、腰痛があって寝込むこともあり、鎮痛剤を常用していました。三〇歳ごろからさらに生理痛がひどくなって、月経の間は三〜四日間寝込むことがあり、出血量も多くなりました。また、生理時はとくにひどい排便痛に悩まされるようになりました。

三一歳のとき、両方の卵巣に子宮内膜症の一種であるチョコレート嚢腫《のうしゅ》が見つかり、腹腔鏡《ふくこうきょう》手術で卵巣の一部を摘出、病巣を焼却しました。その後七年間は、鼻から吸飲するスプレー方式のホルモン剤を、毎年六カ月間ずつ服用していました。

しかし、その薬剤が効かなくなってきたので、強いホルモン剤の注射を受けるようになりました。最初のうちは効き目がありましたが、五クール目あたりから効き目がなくなったため、八カ月ほど前に私のクリニックへ治療を受けに来ました。

結局、手術や薬物治療では、生理痛、過多月経、頭痛、下半身の冷え、排便痛、腰痛などの症状を改善することはできなかったのです。それに加えて内膜症に用いるホルモン剤は中枢神経に作用して人工的な閉経状態を起こすため、更年期障害と同じイライラ、のぼせ、めまいなどの症状が出ます。E子さんももちろん、これらの副作用に苦しめられていました。

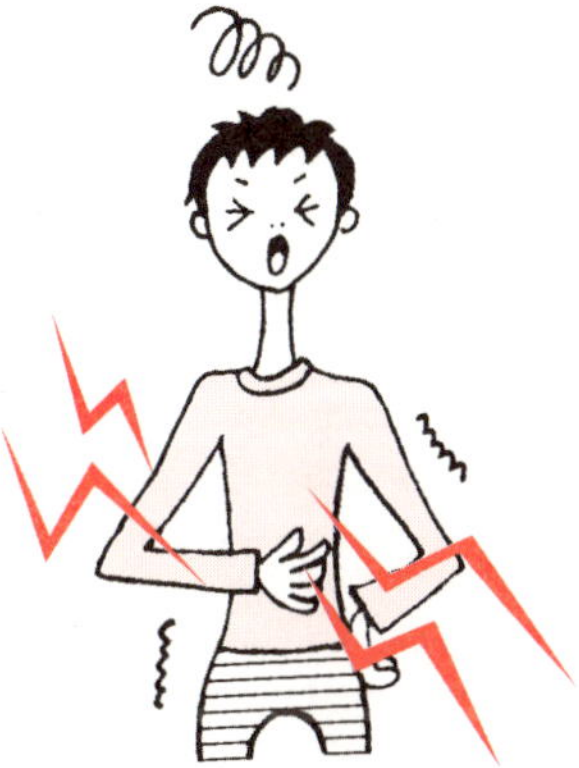

ホルモン剤で更年期障害と
同じ症状が…

週一回ハリ治療を行い、漢方薬を処方してツメもみ指導をしたところ、四回目の治療が終わったころには、生理痛と排便痛がほとんどなくなりました。四カ月目からは月二回ですむようになり、現在は、月に一回月経前にハリ治療を行い、漢方薬とツメもみを続けることで、痛みの恐怖から解放されています。

＊月経のある女性全体の一割がかかっている病気

近年、若い女性を中心に増えている婦人病に、子宮内膜症があります。平成一〇年度の厚生省（今の厚生労働省）調べでは、「月経のある女性全体の一割がこの病気にかかっている」と報告されています。

子宮内膜は、受精卵の着床《ちゃくしょう》を助ける組織です。月経周期に伴って分泌される女性ホルモンの作用によって、子宮内壁でつくられ、増殖し、妊娠が成立しないとはがれて血液とともに体外に捨てられます。子宮内膜症とは、この内膜が子宮内壁以外のところにでき、子宮内壁の子宮内膜と同じように月経時に剥離と出血をくり返す病気です。

子宮内膜ができやすい場所は、卵巣、卵管、骨盤腹膜、腸、膀胱《ぼうこう》などさまざまです。子宮以外の場所にできた内膜は、剥離しても血液の出口がないため、体内に血液がたまってしまいます。病変部は子宮内膜のたび重なる剥離や出血によって炎症を起こしたり、癒着《ゆちゃく》したりします。そのため、生理痛や腰痛、性交痛、排便痛などの痛みが生じ、女性の生活の質を著しく低下させます。

子宮内膜症の原因にはさまざまな説がありますが、私自身は、骨盤内の血流障害が深く関係していると推測しています。実際、子宮内膜症の患者さんの多くは、血流障

女性の内性器（正面）

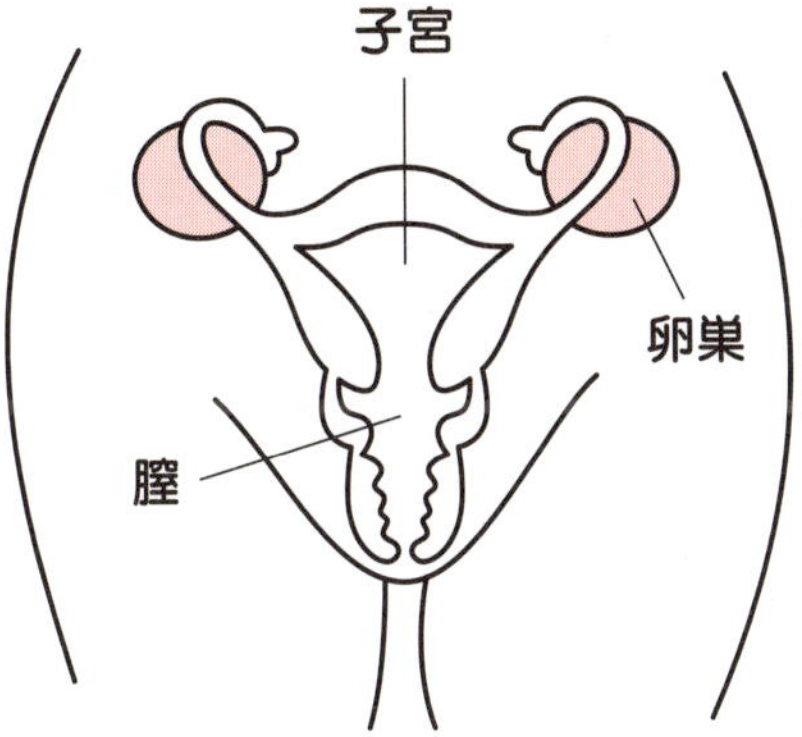

女性の骨盤内の臓器（横）

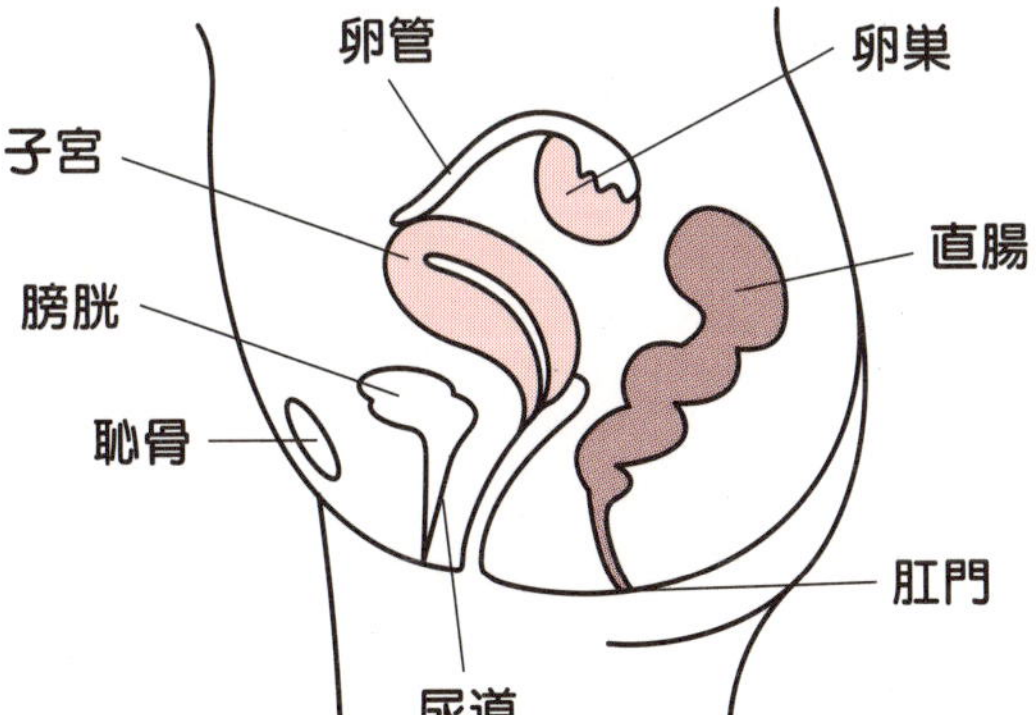

害の典型的な症状である手足の冷えを訴えているのです。

また、子宮内膜症の患者さんの多くは、鎮痛剤の長い常用歴がみられます。鎮痛剤を長期に常用すると、交感神経優位の体質になってしまいます。その結果、骨盤内に血流障害が生じ、子宮内膜症を発症しやすい状態になっているものと考えられます。

＊ホルモン療法は副作用が心配

婦人科における子宮内膜症の主な治療法は、薬物療法と手術です。薬物療法ではホルモン剤を服用して強制的に閉経状態をつくり、症状の進行をくい止めます。そのため、めまい・ほてり・冷えなど更年期障害と同じ症状が出たり、骨量《こつりょう》（骨の量）低下などの副作用が起こります。

それでも効果がない場合は、腹腔鏡（体内を見るための小さなカメラ）を用いた病巣の切除手術を行います。ただし、月経がある間は子宮内膜が増殖と剥離をくり返すので、どちらの療法を用いても再発するケースが少なくありません。

子宮内膜症でお悩みの人は、とくに小指を念入りに（二〇秒）もみましょう。

慢性的な疲れ目が、いつのまにか解消

ＯＬ三年目を迎えた二五歳、Ｈ子さんのケースです。彼女は、一日中パソコンと向き合ってデータ入力の仕事をしています。視力はもともといいほうなのですが、一年ほど前から仕事の疲れが目にあらわれるようになり、モニター画面がぼやけて見えなくなったり、ドライアイのため目薬が手放せなくなってきました。

また、車の運転が趣味だというＨ子さんは、休日になると気分転換のためにドライブを楽しみます。ところが、半年くらい前から道路標識が見えにくくなってきたのです。「このままではいけない」と思った彼女は、疲れ目による視力低下を治すために、自分でできることはすべてやりました。目のまわりをマッサージしたり、目もとを冷やしたり、目にいいといわれるブルーベリーもなるべく多く食べるようにしました。

しかし、一向に効果はあらわれず、疲れ目はどんどんひどくなり、それに伴って肩こりや頭痛にも悩まされるようになりました。しかし、病院へ行けばメガネやコンタクトの使用をすすめられるばかりで、視力の回復や疲れ目の改善にはつながりません。

彼女はメガネ・コンタクトに強い抵抗があったので、何とか他の方法で治したいと考えて、私のクリニックへやってきました。

私はH子さんに週一回のハリ治療を行い、ツメもみ療法を毎日自分でやるよう指示しました。すると二カ月後には疲れ目を感じなくなり、視力もしっかり回復してきたのです。メガネやコンタクトを使用する前に治療を受けたのが幸いでした。来院のタイミングがもっと遅ければ、視力の回復にはもっと時間がかかったはずです。

今ではもう通院の必要がなくなりましたが、良好な状態を維持すると同時に再発を防ぐため、ツメもみだけは毎日の日課として継続するよう指導しました。

ツメもみをすると、体中いたるところの不快な症状が驚くほどスッキリと解消されます。目の疲れが治り、視力が回復するということは、目の奥の部分までしっかり血流がよくなっている証拠なのです。

疲れ目やドライアイでお悩みの人は小指を念入りに（二〇秒）。あわせて足の親指と第二指ももみましょう。

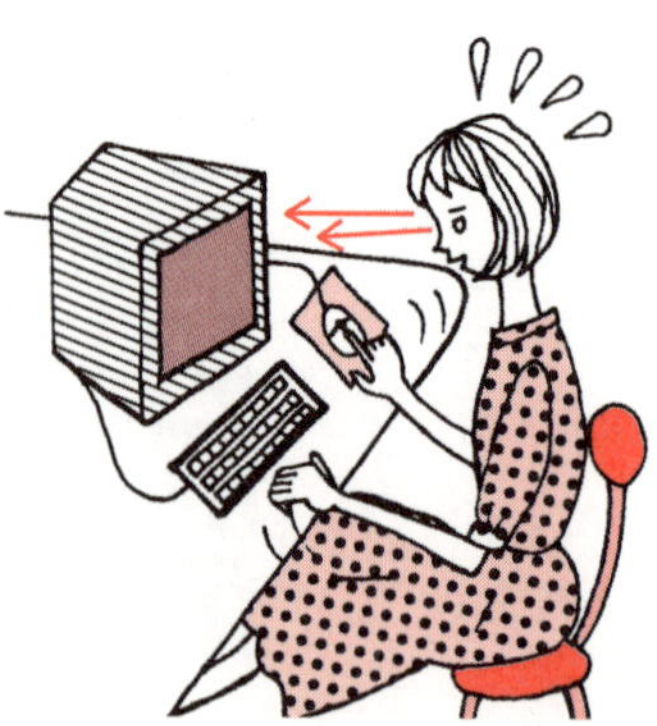

nail*massage

肩こり、手のしびれが治った

三〇歳の会社員K子さんは、学生時代水泳の選手でしたが、社会人になってからは体を動かす機会がほとんどなくなりました。思い返せば肩こりがはじまったのもちょうどそのころです。寝付きが悪くなって、朝起きたときにも肩が重い感じがするようになり、肩こりは慢性化していきました。ときどき肩こり解消のためのストレッチなどをやっていましたが、長続きしないのでなかなか効果はあらわれません。

仕事上の責任は年々重くなっていくのに、体が疲れやすくなって集中力が持続しなくなりました。そして気づいたときには、首が左右に回らなくなっていたのです。それから彼女は近所の整体院に通いはじめ、月に一～二回のペースで施術してもらうようになりました。

二年ほど前、通勤電車の中で座席に座っていたとき、突然左腕全体がしびれるのを感じました。驚いたK子さんは、一生懸命左腕をさすったりもんだりしてマッサージしましたが、しびれはおさまりません。整体に行った直後はおさまっても、翌日にはしびれがぶり返すようになっていたのです。

そして、彼女は知り合いの紹介で私のクリニックへやってきました。肩こりの原因はひとつではなく、さまざまな要因が複合されて起こります。主な原因は疲労ですが、食べすぎなどによる胃腸の疲れや、高血圧、腰痛、ぜんそくなどが原因となる場合もあります。とくに慢性の肩こりでは、内臓疾患を併発しているケースも多く、治癒するまでにかなりの時間を要します。

K子さんの場合は、精神的なストレスによる疲労が主な原因でした。そこで全身の血流をよくするための漢方薬を処方し、週一回のハリ治療と、もちろんツメもみの指導も行いました。すると、三カ月後にはあんなに悩まされていた肩こりが嘘のように解消され、漢方薬もハリ治療も必要なくなって、今ではツメもみだけで良好な状態を保っています。

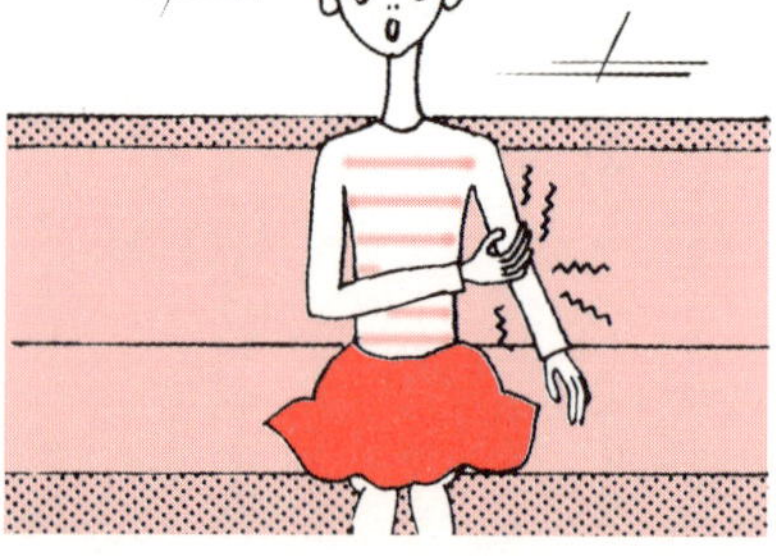

肩こりを改善したい場合は、とくに小指を念入りに（二〇秒）もみましょう。それでも改善しないようであれば、薬指も一回くらいもんでみてください。

寝返りも打てないほどの腰痛が治った

＊原因不明の腰痛で不眠の毎日

三四歳の会社員L子さんは、一年半前から、夜寝ているときに腰がひどく痛むようになりました。ふとんに入っていったん眠りについても、夜中に必ず一度は激痛で目が覚めてしまうのです。寝返りを打とうにも、腰が痛くて簡単には動けず、手で体を支えながら少しずつ腰をずらすようにしないと、体の向きすら変えられません。目覚めるたびにそんな具合だったため、すぐに次の眠りにはつけず、睡眠不足の毎日が続きました。

朝起きるときは多少痛いのですが、活動しはじめるとなぜか痛みを感じることはありませんでした。ただ、中腰の姿勢が以前よりつらかったといいます。

腰痛がはじまってすぐに整形外科へ行きました。レントゲン検査では骨に異常は見つかりませんでしたが、三回ほど通って電気治療を受けたり、指導された腰痛体操を毎日行ったりしました。

それでも一向に痛みがおさまらなかったので、今度は整骨院へ通いはじめました。L子さんの場合は背骨や骨盤が曲がっており、しかも前かがみでネコ背ぎみの姿勢が、寝ているときの腰痛の原因だろうと指摘されました。整骨院へも週に一～二回通って、マッサージや電気治療を受けました。

整骨院で施術を受けた日は、多少腰が楽になって眠りやすくなりました。けれども、日が経つとすぐに痛みがぶり返します。あおむけで寝ると夜中に目覚めたとき腰がひどく痛むので、横向きで足を曲げ、背中をまるめた体勢で寝るようにしました。

＊ツメもみ療法で夜もぐっすり

このような生活が三カ月ほど続いたあるとき、L子さんは雑誌でツメもみ療法の特集を見つけ、「これは腰痛に効くかもしれない」と思い、さっそくその日の夜から、寝る前にふとんの中でツメもみをはじめました。すると、それまで寝つきの悪かったL子さんが、ツメもみをはじめたその夜から、信じられないくらいストンと眠りに落ちたのです。

さらに、ツメもみを開始して一カ月が経ったころ、明らかに腰痛が楽になってきました。夜中に痛みで目覚めることは、徐々に少なくなっていったのです。朝までぐっすり眠れる夜が増え、整骨院へ行かなくてもすむようになりました。

その一カ月後には、夜寝ていてもほとんど腰の痛みを感じなくなり、寝返りも打てるようになりました。以前はつらかった中腰姿勢での仕事も、腰への負担をほとんど感じずに続けられるようになったといいます。

腰痛で見逃されがちなのが患部の血行状態です。とくに慢性的な痛みがあるときは、交感神経の緊張が続いて血行が悪くなっています。このようなときにツメもみを行うと、副交感神経が優位になって自律神経のバランスが整い、血管が拡張して血行が改善されるため、痛みを根本から取ることができます。L子さんがよく眠れるようになったのも、ツメもみを行って副交感神経が優位になったためといえます。

腰痛でお悩みの人は、とくに小指を念入りに（二〇秒）もみましょう。

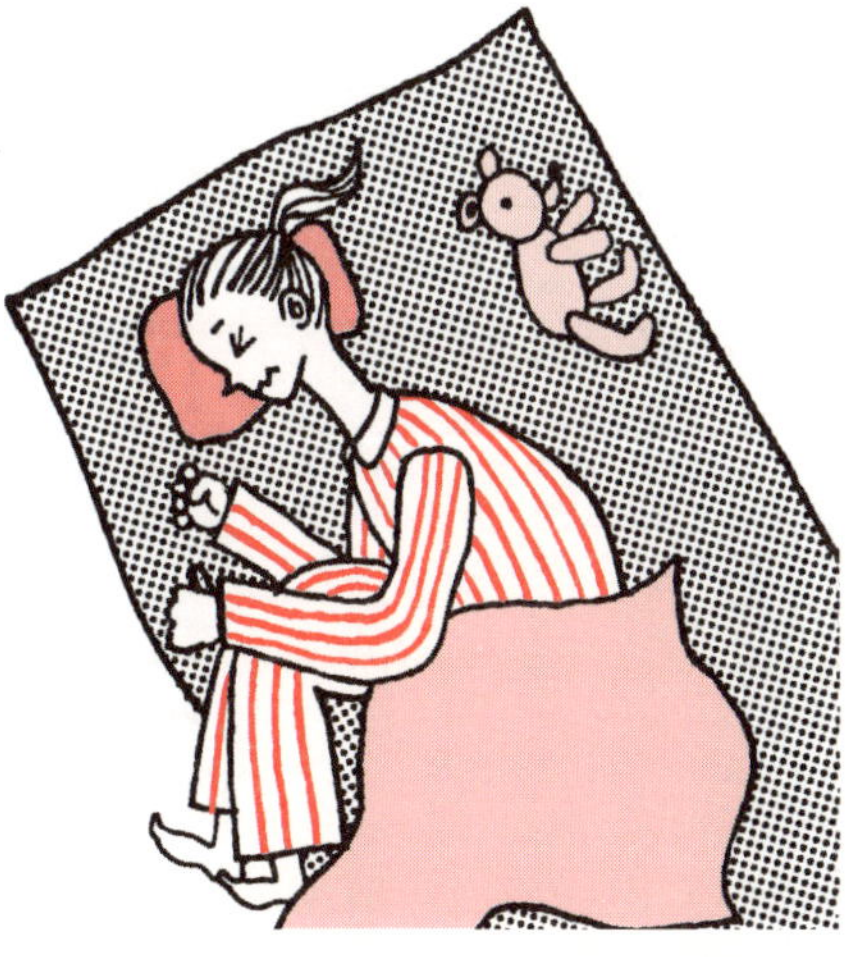

冷え性が改善してポカポカボディに

冷え性は、血行不良を伝えるシグナルです。冷え性の原因は、貧血、低血圧、運動不足による筋力低下などさまざまですが、自律神経の乱れも大きく影響しています。自律神経はストレスの影響をもろに受けやすく、ストレスを感じると交感神経が作用して、全身の血管を収縮させ、血流を停滞させせます。熱を産生する栄養素や酸素を運ぶのは血液ですから、血管が収縮すると熱が全身に行き届かず、とくに手先・足先など体の末端部分が冷えを感じます。

寒さなどで一時的に血管が収縮しても、外気が暖かくなると健康な体は自然に血管を拡張させて血流を回復させせます。しかし、自律神経のはたらきが乱れていると、収縮した血管がなかなか拡張しなくなってしまいます。つまり冷え性とは、血管が常に収縮しているために起こるものです。

二七歳の販売員M子さんは、季節を問わず冷え性に悩まされていました。冬の寒さもこたえますが、夏場はとくに職場でも朝夕の通勤電車でもクーラーがしっかり効いているので、一日中体が冷えっぱなしです。

あるとき、M子さんは、職場の友人から雑誌に載っていたツメもみ療法の話を聞きました。「自律神経を調整して全身の血行をよくする効果があるのなら、きっと冷え性にも効くはずだ」と思った彼女は、友人と一緒にツメもみをはじめました。

すると、一週間後にはツメもみの効果があらわれてきました。以前なら、クーラーの効いた職場に一時間もいると、手足の先や腕が冷えてきて、思わず手をこすり合わせたり、腕をさすったりしていたのですが、友人から「そういえば最近あまり寒そうにしていないね」と言われて、自分でもそういう仕草をしなくなってきたことに気づいたのです。確かな効果を実感したM子さんは、その後もツメもみを毎日続け、寒い冬の夜でもふとんの中ですぐに手足が温まり、快眠できるようになりました。

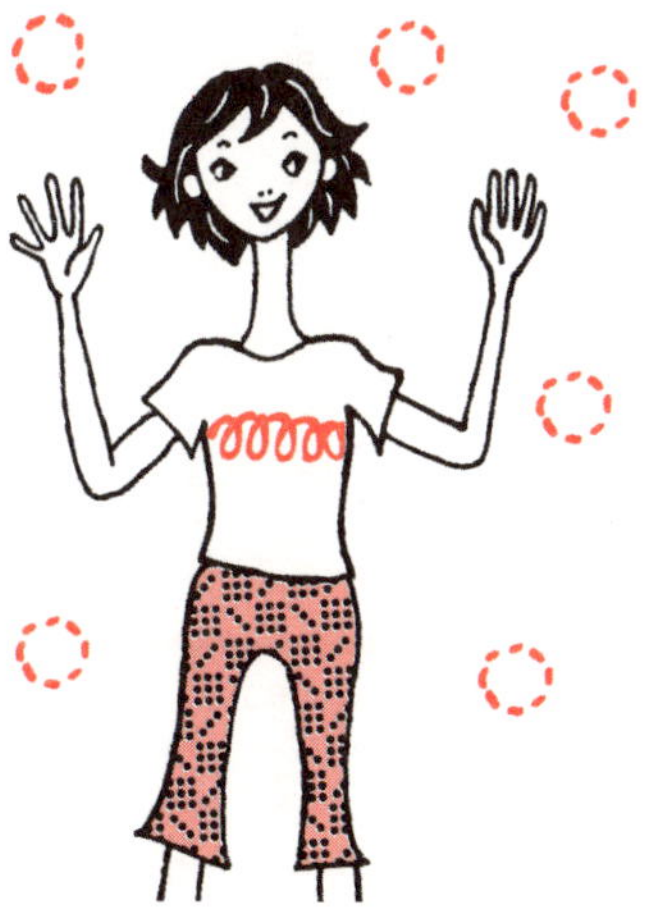

冷え性でお悩みの人は、手と足の薬指以外すべての指を念入りに（二〇秒）もみましょう。

便秘が治って、体も心もお肌も快調！

nail＊massage

設計事務所に勤める三三歳のN子さんは、もともと肩こりと腰痛を治療するために、私のクリニックに通っていた患者さんです。月二回のハリ治療とツメもみ療法を併用していましたが、肩こり・腰痛よりはるかに早く、まずは「便通がよくなった」とうれしそうに報告してくれました。治療をはじめて三カ月後のことでした。

それまでは、一週間に一度でも便通があればよいほうだったといいます。それが、「近ごろは毎日一回必ずお通じがある」と言うのです。

ツメもみで便秘が治ることは決して珍しくありません。「夜よく眠れるようになった」とか「食欲が出てきて、毎日の食事がおいしくなった」、「朝の寝覚めがよくなった」、「疲れにくくなった」というのも同様で、これらは体が健康になってきたという前兆なのです。

便秘の代表的な原因は偏食です。ダイエットを意識して食べる量が極端に少なかったり、毎回同じものばかり食べてバランスの悪い食生活を送っていると、まず間違いなく便秘になります。脂肪分・糖分の多い甘いものや、体を冷やす原因となる冷たい飲食物はなるべく控え、野菜などのセンイ質を中心に、いろいろな種類を数多く食べることが大切です。

便秘は、腸のぜん動運動（腸の内容物を移動させる運動）が低下して体内の老廃物を排泄する力が弱まっている証拠です。夜しっかり睡眠をとれば、寝ている間に副交感神経が優位になって胃腸のはたらきをうながし、余分なものはいち早く排出することができるようになります。睡眠不足は最も大きなストレスのひとつといえます。睡眠と自律神経には深いつながりがあるので、寝不足、夜更かしなどを避けて毎日規則正しい生活を送り、心身のストレスをため込まないようにすることも重要です。

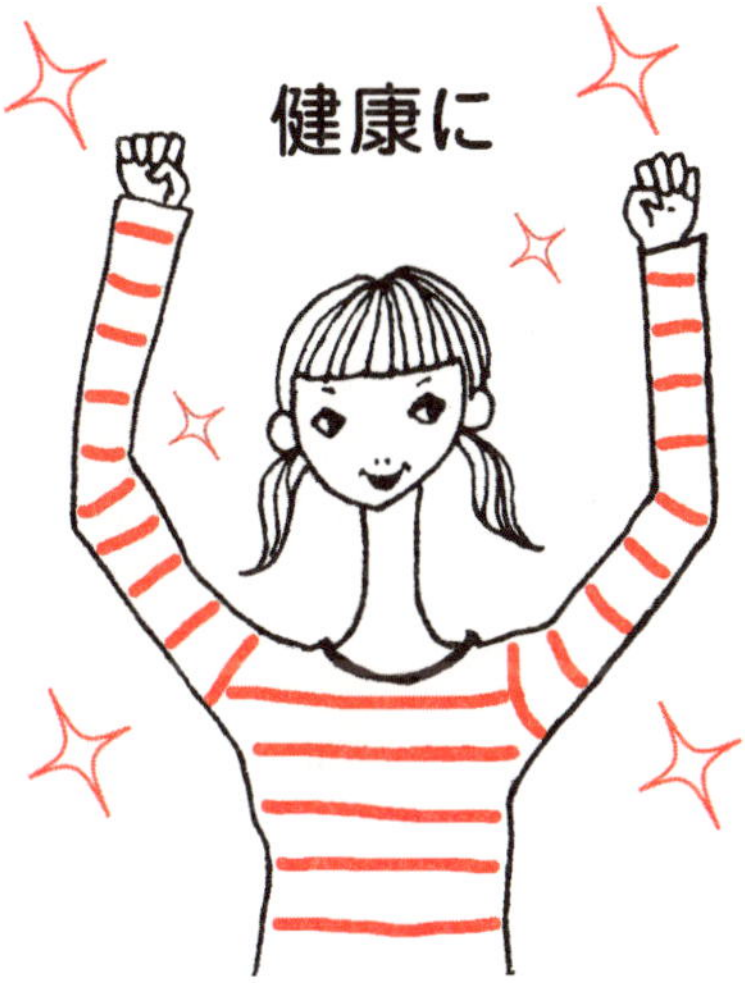

便秘を改善するには、薬指以外すべての指を念入りに（二〇秒）もみましょう。

子宮筋腫が小さくなった！

＊直径一〇センチの筋腫が八センチに！

三〇歳の会社員P子さんは、二年ほど前に受けた婦人科の超音波検査で、直径一〇センチほどの子宮筋腫が見つかりました。医師から手術を強くすすめられましたが、場合によっては子宮摘出の可能性もある、とのことだったので、独身のP子さんは手術に大きな抵抗を感じていました。

生理痛はひどく重く、下腹痛はもちろんのこと、過多月経のため、夜寝ているときもパジャマやシーツを汚してしまうので、安心して眠れません。鎮痛剤を飲むと痛みはおさまりますが、胃が荒れるのであまり飲みたくないといいます。

それで、今から一年半ほど前に、私のクリニックへ治療に訪れるようになりました。月一回のハリ治療に漢方薬とツメもみを併用しました。すると、治療をはじめて三カ月ほど経ったころ、月経時の痛みがなくなりました。さらに三カ月後には、出血量もぐんと減って普通になり、下腹部の不快感や腰痛もないので、鎮痛剤をまったく飲む必要がなくなったのです。

そして、治療開始から八カ月後、婦人科で筋腫の再検査を受けたところ、驚いたことに一〇センチだった筋腫が八センチに小さくなっていたのです。担当した医師も不思議がっていたそうです。以前は、お腹の上から探ってみると、たしかに筋腫のコリコリした感触が感じられたのですが、今ではほとんどわからなくなりました。ツメもみをこのまま続けていけば、筋腫がこれ以上大きくなることはまずありませんし、生理痛などのつらい症状もあらわれなくなります。

P子さんは、家でも職場でもちょっとし

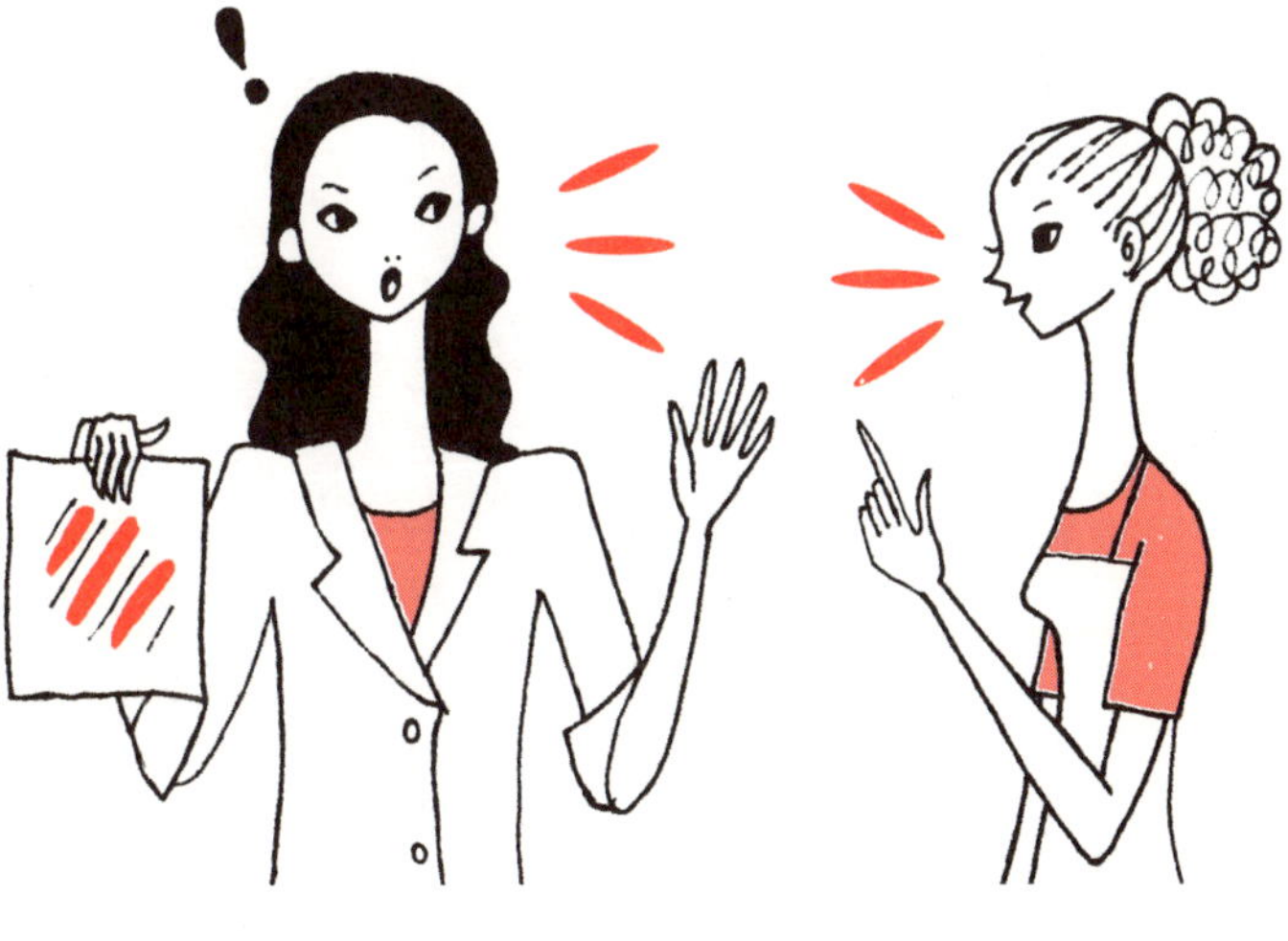

た時間を見つけてツメをもんでいます。すると同僚の女性の間でも、「ツメもみで生理痛が治る」と評判になり、P子さんを中心にツメもみが広まっていきました。

子宮筋腫そのものはそれほど危険なものではありません。生理痛のない健康な人の子宮にも、知らない間に筋腫ができていることもありますし、解剖学的な所見では、女性全体の五～六割は大なり小なり子宮に筋腫をもっているといわれています。

生理痛の根本的な原因は、子宮筋の強い収縮と子宮の血流障害です。それに加えてさらに筋腫があれば、生理痛は重くなり出血量も増えます。しかし、ツメもみや漢方薬などで子宮の血流が回復すれば、筋腫そのものの大きさが変わらなくても、生理痛は明らかに改善されるのです。

筋腫のできやすい部位

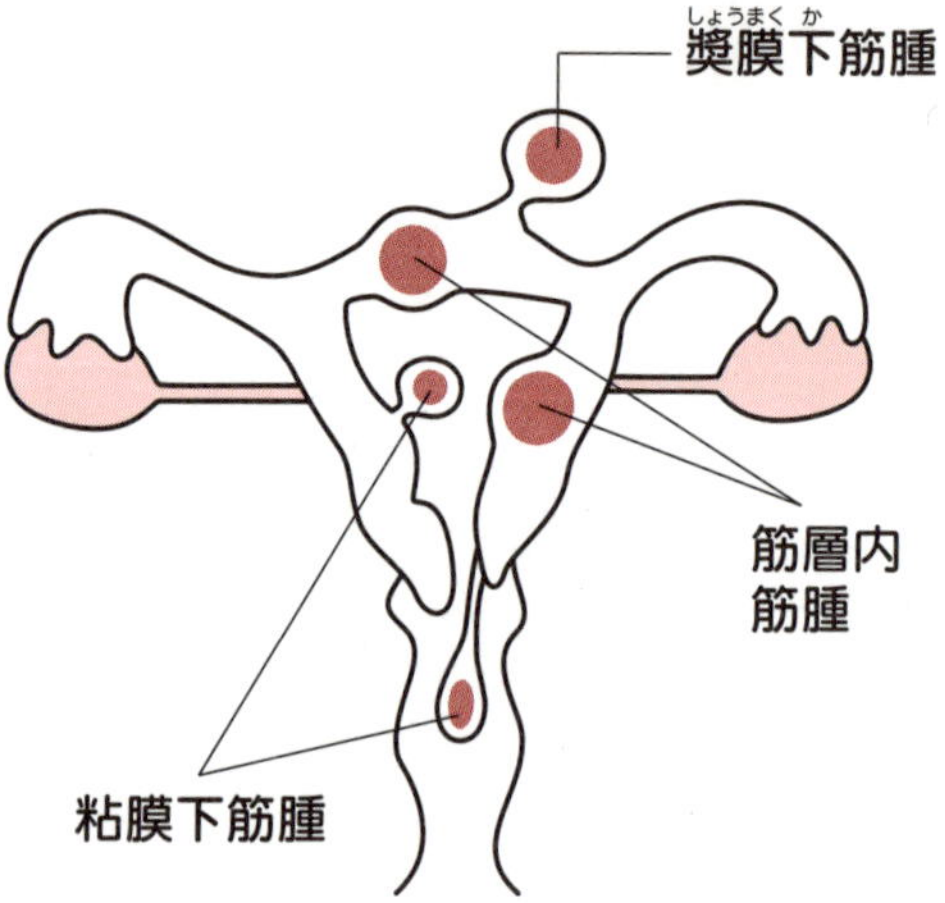

とくに小指を念入りに（二〇秒）もむといいでしょう。

自律神経失調症が治った

nail＊massage

コンピュータ関連会社に勤務する二九歳のQ子さんは、一年前にとあるプロジェクトのリーダーをまかされ、仕事の重圧が一気にのしかかってきました。早朝・休日出勤、残業など、勤務時間がぐんと増え、自宅に仕事を持ち帰って徹夜することも珍しくありませんでした。

Q子さんは几帳面で完璧主義的な性格のため、ひとつのことが気になり出すと、夜も眠れなくなってしまうといいます。休みの日も会社へ行き、自分が納得いくまで仕事に没頭し、ワーカホリック（仕事中毒）のような状態になってしまいました。

ところが、不眠、食欲不振、頭痛、慢性疲労、イライラなどがつのり、そのうち会社に行くこともできなくなってしまいました。病院では自律神経失調症と診断され、薬を処方されましたが、症状は一向に改善されません。結局、彼女は会社を休職し、心療内科への通院とあわせて、私のクリニックで自律神経の乱れを調整するための治療を受けはじめました。

週一回のハリ治療とツメもみを指導したところ、一カ月後には、夜もぐっすりと眠れるようになり、頭痛や食欲不振などの身体症状が改善されてきました。体が元気になると気持ちも一緒に元気になってきました。今では月一回の治療を受けながら、仕事に復帰し、徐々に調子を取り戻しつつあります。

Q子さんのように、自律神経がストレスなどの直撃を受け、はたらきが乱されたままの状態が長く続くと、自律神経失調症になります。自律神経は全身にくまなく張りめぐらされているために、失調するとじつに多彩な症状があらわれます。たとえば、顔がほてったり、冬でも汗がどっと出たり、腰や手足の冷え、息切れ・動悸《どうき》、肩こり、腰痛、頭痛、胃炎、めまいなどの身体症状だけでなく、イライラや不安感などの精神的症状もあらわれます。まさに心から体の細部に至るまで、ありとあらゆる症状が出てくるのです。

ツメもみ療法には、自律神経を安定させる作用があるので、これを行うと不快な症状がすみやかにおさまっていきます。ただし、精神的な不安や悩みを抱えている場合は、ツメもみだけですっかりよくなるとは考えにくいものです。心療内科の診察を受けたうえで、ツメもみを併用することをおすすめします。

自律神経失調症の改善には、とくに小指を念入りに（二〇秒）もみましょう。

第3章

ツメもみ療法とは？

ツメもみ療法はこうして生まれた

＊「福田―安保理論」がツメもみ療法の基礎

手足のツメの生えぎわをもんで刺激し、これを毎日継続することで病気を改善して、健康を回復・維持するのが「ツメもみ療法」です。これは、きちんとした医学的理論に基づいて生み出された療法なのです。第3章と第4章では、ツメもみ療法が生まれた経緯と、そのしくみについて説明をしておきましょう。

医学的裏付けになっているのは「福田―安保理論」といい、昌平クリニックの福田稔医師と、新潟大学医学部の安保《あぼ》徹教授によって確立された理論です。この理論では、病気の主な原因は自律神経の乱れが引き起こす「免疫機能の低下」と「血流障害」にあると考えています。免疫機能とは、体内に侵入してきた病原体や毒素に対して抵抗力をもち、体内で発生するガン細胞などを死滅させて病気にかからないようにするはたらきです。

nail＊massage

免疫機能をつかさどる主役は血液中の白血球です。白血球のはたらきが鈍くなると、私たちの体は病気にかかりやすくなります。では、白血球のはたらきを悪くさせる原因はいったい何なのでしょうか。

それを解明したのが「福田―安保理論」です。福田・安保両先生は、自律神経が白血球のはたらきを調節していることを突き止めました（詳しくは第4章七二～七五ページ参照）。

そして、自律神経を正常にはたらかせるには、ツメもみ療法がとても効果的なのです。というのも、ツメの生えぎわには末梢神経が集中しており、わずかな刺激で効率よく自律神経を刺激できるからです。一日に数回ツメをもむという簡単な方法ですが、継続すれば自律神経のバランスが整い、白血球の免疫機能が正常にはたらくようになり、病気に負けない強い体を築きあげることができるのです。

＊ツメもみのルーツである「自律神経免疫療法」とは？

先に紹介した福田稔医師は、薬物や外科手術に頼らない医療の一環として、「自律神経免疫療法」を確立しました。注射針やレーザー、電子針などを使って、手足の指先や体のあちこちに存在する治療点をポンポンと刺激する、ハリ治療の一種です。

自律神経免疫療法はハリ治療の一種

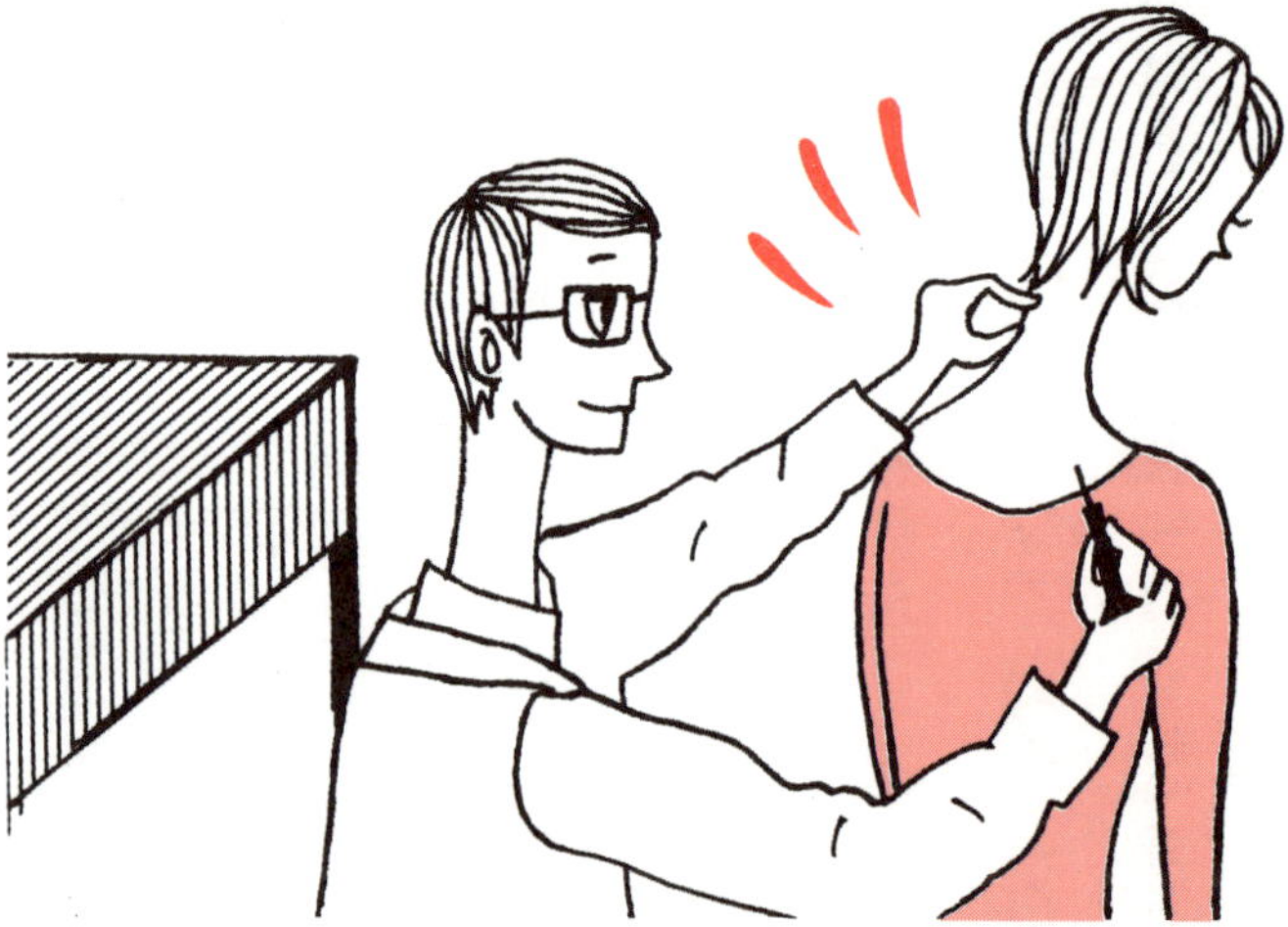

いたってシンプルな方法ですが、その名のとおり自律神経の働きを調整して免疫力を高める効果にすぐれています。これまでに、ステロイド剤の副作用で難治化したアトピー性皮膚炎、膠《こう》原《げん》病、リウマチ、気管支ぜんそく、メニエール病や、さらには西洋医学で改善されなかった子宮内膜症、不妊症、ガンなどの難病にも有効であることが確認されています。

この「自律神経免疫療法」を家庭向けにつくり直したのが、ツメもみ療法なのです。

薬物療法にしても外科手術にしても、副作用や体へのダメージを考えれば、病気治療としてある種の限界を感じずにはいられません。「悪い部分（病巣）を取り除く」ことが西洋医学の基本ですが、そもそも病巣ができる原因から根こそぎ改善しなければ、かえって体全体のバランスを崩してしまうことになりかねないのです。

一方「福田―安保理論」では、病気の起こるしくみを解明しました。それによると、慢性疾患の多くは、ストレスの影響による自律神経の乱れに原因があるのです。自律神経は、私たちが生命を維持するために必要な体内のさまざまなはたらきを、無意識のうちに調節しています。自律神経のはたらきがおかしくなれば、私たちの体に異変が起こるのは当然です。ですから、自律神経のバランスを整えることで、免疫機能をアップし、血流をよくすることこそが、病気の根本治療であるといっても過言ではないのです。

しかし、薬物や手術によって自律神経のはたらきが改善されるわけではありません。西洋医学は目に見える症状を一時的におさえることはできても、病気の根本治療としてはやはり不完全なのです。「手術や薬は真の治療ではない」ことを医師である私たちに教えてくれたのは、ほかならぬ「福田―安保理論」であり、「自律神経免疫療法」だったのです。

西洋医学は…

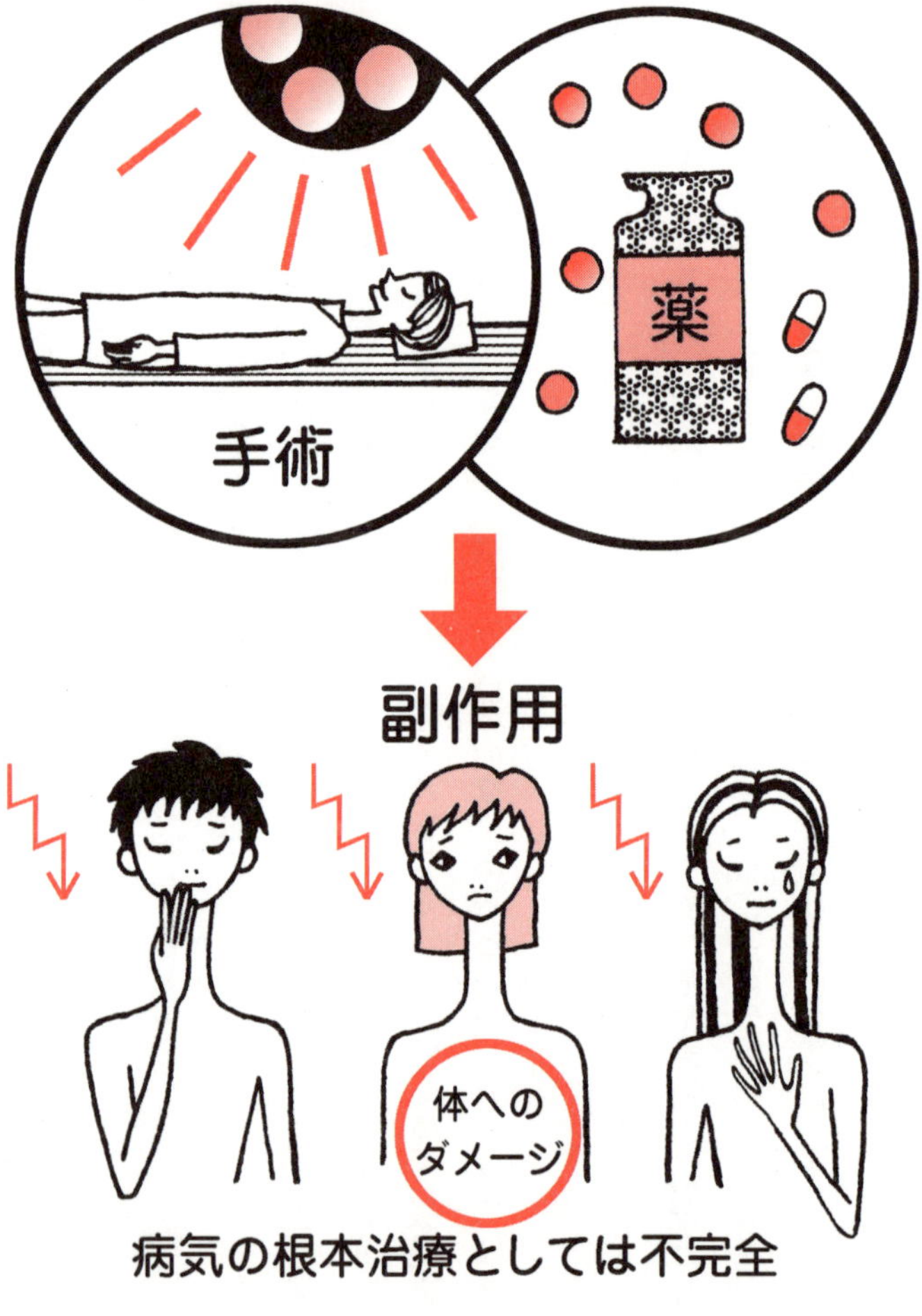

病気の根本治療としては不完全

＊手足の指先にあるツボに注目

さて、ツメもみ療法の効果をよりよく理解していただくために、「刺絡《しらく》療法」のお話をしましょう。

刺絡療法とは、手足の指先にある井穴《せいけつ》（ツメの生えぎわの角にあるツボ）や頭頂部の百会《ひゃくえ》というツボに針（注射針）を刺し、わずかに出血させる療法で、中国では三〇〇〇年以上も昔から、重要な治療法のひとつに数えられていたそうです。日本でも、戦国時代のころまではよく行われていたといいます。

この治療法と自律神経の関連に気づいたのは、横浜の開業医である浅見鉄男医師でした。今から約四〇年前、浅見医師は井穴に刺絡を行うことで自律神経を調整できることを知り、「井穴刺絡」という独自の治療法をうち立てました。

浅見医師の治療法を安保教授と福田医師に伝えたのは、浅見医師の内弟子である加藤信世医師でした。安保教授と福田医師は、「井穴刺絡」で白血球の中の顆粒球《かりゅうきゅう》とリンパ球の比率が変動することを突き止め、ツメの生えぎわ刺激と自律神経との関連を免疫学的に確認したのです。

福田医師もこの治療法をさっそく取り入れはじめました。内服薬はいっさい使わず、

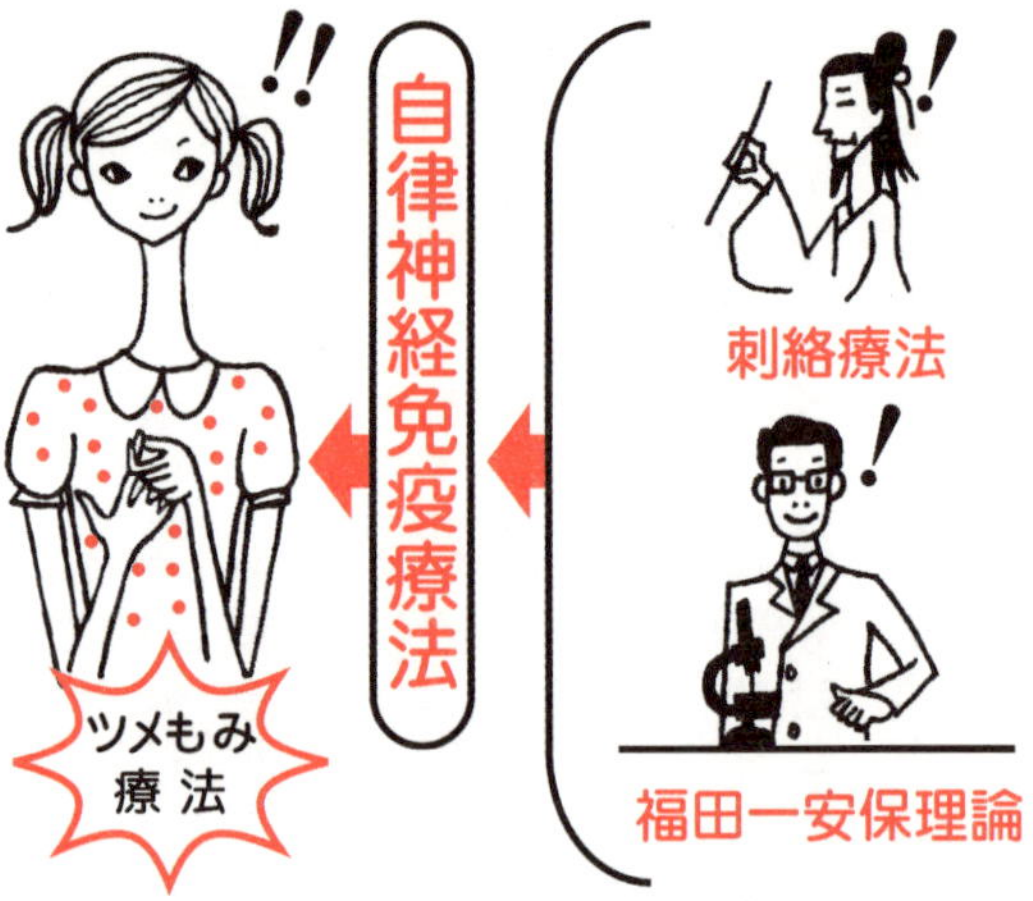

薬の常用をやめてもらうことを前提に治療しましたが、西洋医学ではすっきり治せなかったさまざまな病気が、ハリ治療で治っていきました。「福田―安保理論」は浅見医師の「井穴刺絡」との出会いによって、確実な病気治療の方法論として羽ばたくことができたのです。

数多くの治療経験に基づいて、福田医師はより効果的で合理的な治療法へと変化させていき、自身の治療法を「自律神経免疫療法」と名づけ、刺絡療法と区別しました。

そして、これを誰でもできるツメもみ療法に発展させたのが、福田医師とその弟子である小川潤二氏でした。そして今回、薬指については、私の臨床経験から得られた知見を加えました。このようにして刺絡療法から編み出されたツメもみ療法は、多くの人々の知恵と努力の結晶なのです。

ツメもみ療法のメリット

nail＊massage

＊その① 誰でも自分で簡単にできる

自律神経免疫療法において刺激すべき治療点（ツボ）は、個々の患者さんの症状によってそれぞれ異なります。しかし、もともと刺絡療法で使われていた井穴という指先のツボだけは例外で、どんな症状の人でも必ず刺激すべき基本的な治療点です。手足の指先には末梢神経が密集しており、この部分を圧迫刺激すると、自律神経のはたらきを効果的に調整することができるのです。

福田医師は、あるとき、「井穴だけでも毎日刺激できれば、治療効果を保つ助けになるのではないか?」と考えました。しかし、家庭ではレーザーを使った本来の治療はできませんし、自分で指先に針を刺すのはたいへん危険です。そこで、誰でも安全かつ確実に井穴を刺激できる方法として、ツメもみ療法を編み出したのです。

つまり、ツメもみ療法は〝家庭版〟自律神経免疫療法というわけです。

実際、私たちが現在クリニックで行っている治療では、頭部や体部への刺激に重点をおき、指先への刺激はほとんど行わなくなっています。それは「井穴への刺激はツメもみで十分効果が望めるのだから、私たちがあえて治療する必要はない。むしろ患者さんが各自で毎日ツメもみ療法を継続すべきである」と考えているからです。それだけツメもみ療法に対する確信が強まったともいえるのです。

＊その② 副作用の心配がなく、毎日続けられる

ハリやレーザーならダイレクトなツボ刺激が可能ですが、ツメもみではどうしても広範囲になってしまい、その分刺激も弱まります。しかし、比較的弱い刺激でも毎日の生活のなかで継続すれば、ハリ・レーザー治療にも負けないくらいの効果が得られるのです。しかも、指先をもむだけの簡単な健康法なので、副作用とはまったく無縁です。

ところが、薬物療法ではこうはいきません。苦痛が大きいからといって毎日薬を服用すれば、体が薬になれていって、もっと強い薬を使わなければならなくなります。そうなると、今度は副作用に悩まされることになりますが、薬を飲まなければ病気の苦痛に苦しみます。ツメもみ療法はこのような矛盾におちいることはありません。

また、ここ最近「医療不信」が叫ばれています。たしかに、患者さんの信頼を裏切るような病院や医師は許せない存在です。しかしながら、患者さんの側にも、自分の体のことを医者にまかせっぱなしにしてきたことに対する反省が必要なのではないでしょうか。

症状の軽重にかかわらず、健康を回復させるには患者さんの自助努力も必要です。信頼できる医師とタッグを組んで、お互いに最善を尽くすことが大切なのです。たとえ毎日通院している患者さんでも、治療時間はごく限られています。仮に一日三〇分の治療を毎日受けていても、残りの二三時間半は患者さん自身の生活時間です。その間に不摂生《ふせっせい》をすれば、病院での治療も無意味になってしまいます。

「自分の病気は自分で治す」「自分の健康は自分で管理する」。これがツメもみ療法の基本理念なのです。

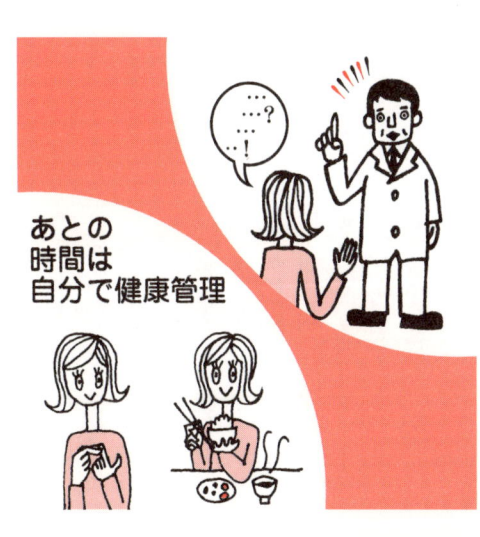

COLUMN

心と運動と白血球の関係

以前、私が福島県の病院に勤務していたとき、こんなデータを計測したことがあります。病院の野球チームとその観戦者に協力してもらって、試合前と試合後の顆粒球の比率の変化を調べました（図参照）。

運動すると交感神経が刺激され、血液中の顆粒球の比率が高まります。図を見てもわかるように、ほとんどの選手が試合後には数値が上昇しています。しかし、観戦者側の顆粒球比率はあまり変化が見られません。

ところが、選手のデータをよく見ると、他とは違うサンプルが二つ存在することに気づきます。ひとつは試合前から顆粒球の比率が高い人です。この人は試合後も最高値を示しています。じつはこの人はチーム最年少のピッチャーで、前日は緊張してほとんど眠れなかったといいます。そのため、試合前から交感神経が優位になって顆粒球の比率が高くなっていたのでしょう。

一方、試合前と試合後でまったく変化のない人がいます。この人はキャッチャーです。まだ二十代前半という若さなのに、仲間からは「オヤジ」と呼ばれている落ち着いた人物なのです。ですから、試合でもまったく動じず、交感神経の緊張も起こらなかったのでしょう。

観戦者のなかにも、一人だけ顆粒球比率が高まった人がいます。じつはこの人は、監督だったのです。接戦での負け試合だったので、ストレスが多かったのでしょう。

運動による顆粒球の変化

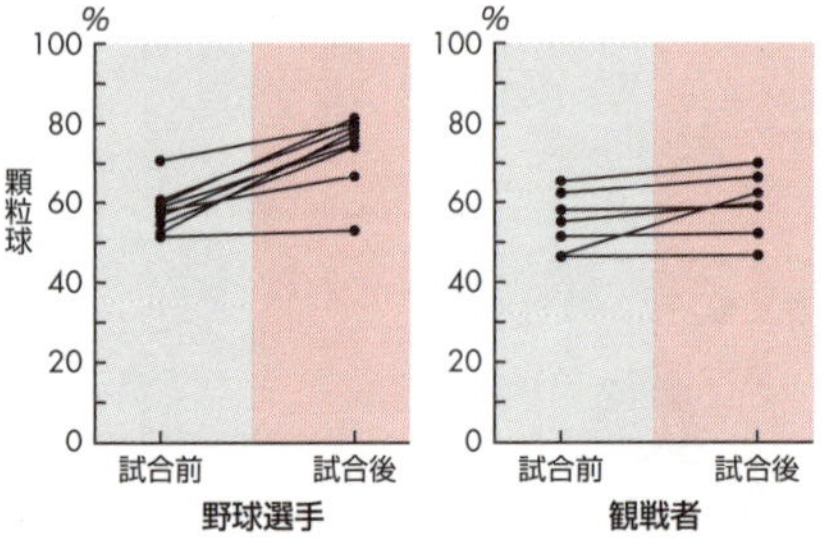

第4章

ツメもみはなぜ病気に効くの？

過度のストレスが病気を引き起こす

＊自律神経は生命を維持する自動制御システム

よく「ストレスは万病のもと」といわれますが、これは決して俗説ではありません。自律神経のはたらきに着目した福田・安保《あぼ》両先生は、「ストレスが自律神経の乱れを引き起こし、自律神経の乱れが万病を引き起こす」という方程式をまとめ、病気が起こるしくみを解き明かしました。

自律神経は、生命を維持する機能を、私たち自身の意志とは無関係にコントロールしています。呼吸や血液の循環、食物の消化・吸収が自動的に行われているのも、すべて自律神経のおかげなのです。体の自動制御装置ともいうべき自律神経には、交感神経と副交感神経とがあり、これらが相反するはたらきをすることによって、私たちは健康を維持しているのです。

私たちが起きて活動するときには交感神経が優位になり、心臓の拍動が早まる、血

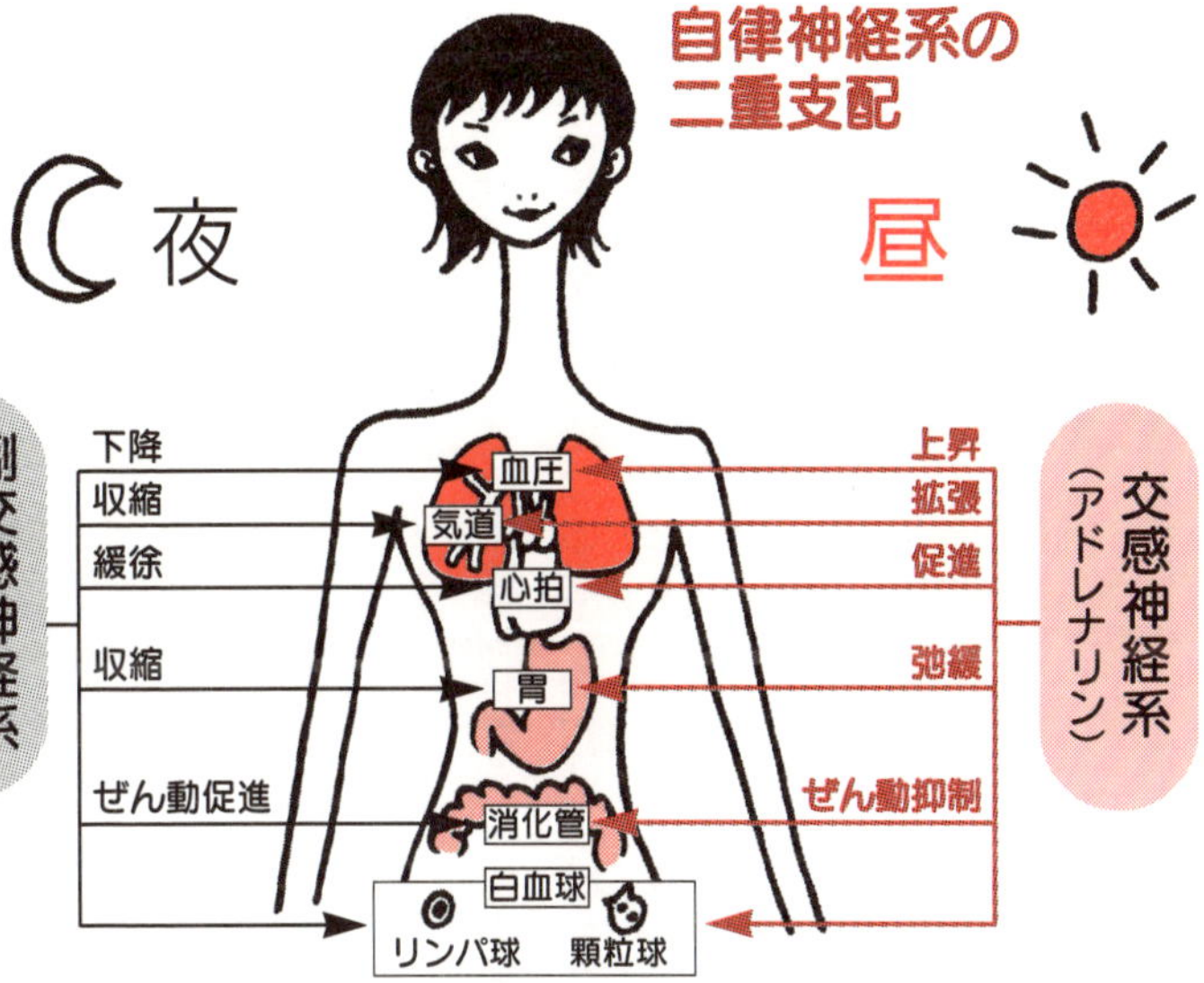

管を収縮させる、筋肉が緊張するなど、一般に生体のはたらきを活発にします。しかし、寝るころには副交感神経が優位になり、心臓の拍動が遅くなる、血管を拡張させる、血液循環がよくなるなど、心身をリラックスさせる方向に作用します。

自律神経は、環境や状況に応じて交感神経から副交感神経へ、副交感神経から交感神経へと、シーソーのように揺れ動きます。人間の活動期と休息期においてこれらの神経がタイミングよく切り替わり、バランスがとれていれば、充実した毎日を過ごすことができるのです。

以上は、自律神経の一般的な説明で

すが、さらに福田・安保両先生は、膨大な血液データから、「自律神経は内臓のはたらきだけでなく、免疫機能をつかさどる白血球のはたらきも調節している」ことを発見したのです。「福田―安保理論」はこの発見をもとに生み出されたものであり、ここから病気が起こるしくみもつぎつぎに明らかになっていきました。

＊交感神経と白血球バランスの関係

血液中の白血球の九五％を、顆粒球《かりゅうきゅう》とリンパ球という二つの細胞が占めています。自律神経は、これらの細胞のはたらきを次のように調整しています。

・交感神経が優位になると、顆粒球が増えてはたらきが活発になる
・副交感神経が優位になると、リンパ球が増えてはたらきが活発になる

交感神経と副交感神経がバランスよくはたらいているとき、白血球の比率は、顆粒球が五四〜六〇％、リンパ球は三五〜四一％です。顆粒球とリンパ球がこの比率の範囲内で維持されていると病気に対する抵抗力が安定し、体は健康な状態にあります。

ところが、自律神経はストレスの影響を受けやすく、ストレスはとくに交感神経を緊張させて顆粒球を過剰に増やし、リンパ球を減少させます。この顆粒球の過剰増加が病気を発症させやすくするのです。

自律神経＆白血球＆病気の関係

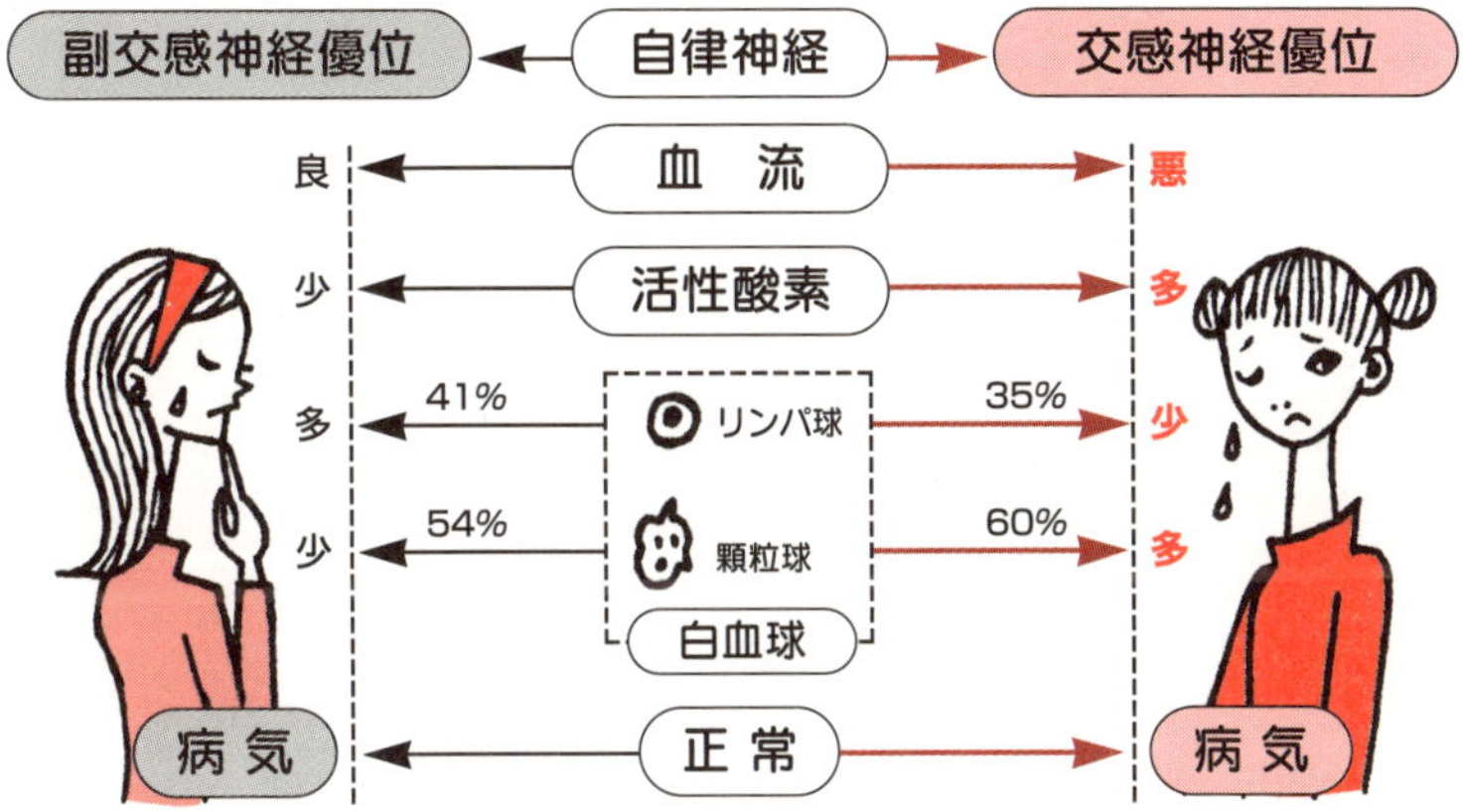

通常、顆粒球は体内に侵入した細菌を殺傷するはたらきをしています。しかし、役割を終えて死滅する前に活性酸素（生活習慣病や老化の原因となる強力な酸性物質）をまき散らし、粘膜細胞を破壊します。

私たちの体には活性酸素を無毒化する酵素が備わっていて、ふだんはこの酵素のはたらきによって活性酸素の攻撃から身を守っています。しかし、交感神経の緊張が続いて顆粒球が増えすぎると、それに伴って活性酸素も過剰に生産され、無毒化する酵素が足りなくなります。その結果、活性酸素の毒素を中和しきれなくなり、周辺組織が広範囲に破壊されて、ガン・糖尿病・脳梗塞《のうこうそく》など多くの病気を発生させていくのです。

＊「顆粒球人間」と「リンパ球人間」

自律神経と白血球のはたらき方からすると、人間は交感神経優位型の「顆粒球人間」と副交感神経優位型の「リンパ球人間」の二タイプに分けることができます。

白血球比率でみると、顆粒球が七〇％前後の人はまぎれもなく顆粒球人間であり、リンパ球が四五％前後の人はリンパ球人間といえます。厳密には血液を調べなければ判定できませんが、肉体的・性格的な特徴からある程度は判断できます。

顆粒球人間の肉体的特徴は主に、やせ型、筋肉質、浅黒い皮膚、脈が速いことなどです。性格的には攻撃的で男っぽく、意志が強くて集中力の高い短期決戦型の働き者ですが、怒りっぽい・視野が狭いなどの欠点があげられます。

リンパ球人間は、女性的なふくよかな体型の人が多く、皮膚は色白でみずみずしく、つぶらで丸い目をしています。ゆったりとした性格で視野が広く、感受性が豊かですが、やや散漫な面があります。瞬発力はないけれども、持続性に富んでいるのが特徴です。

ただし、どんな人にもこの二つの要素が共存していることを忘れてはなりません。

強度の顆粒球人間では、副交感神経のはたらきが弱まって消化器機能が低下し、食

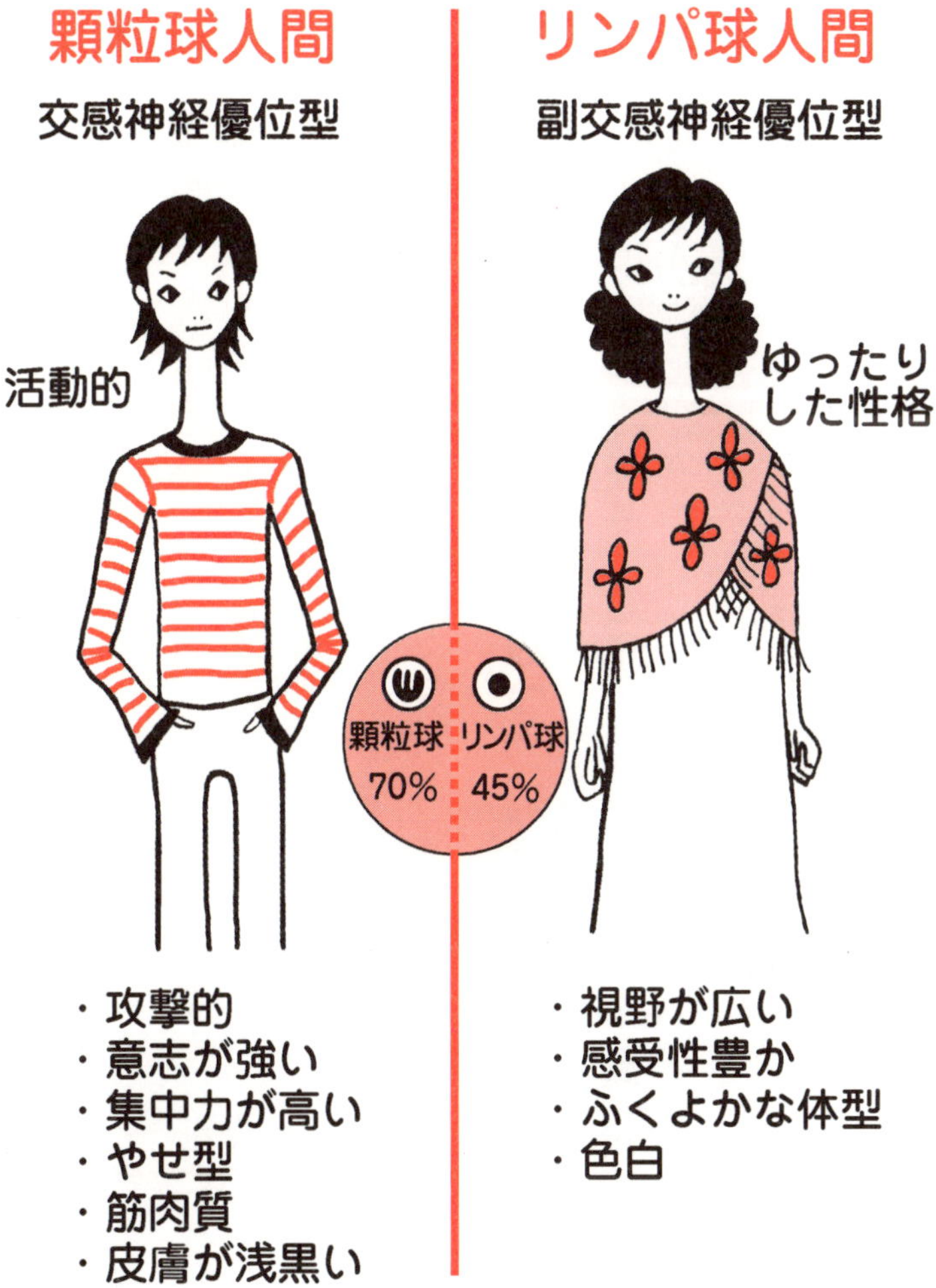
顆粒球人間
交感神経優位型
リンパ球人間
副交感神経優位型
活動的
ゆったり
した性格
顆粒球
70%
リンパ球
45%
・攻撃的
・意志が強い
・集中力が高い
・やせ型
・筋肉質
・皮膚が浅黒い
・視野が広い
・感受性豊か
・ふくよかな体型
・色白

欲不振や便秘になりやすくなります。また、交感神経の作用が強くなるため、循環器系が常にはたらき続け、激しい動悸《どうき》、不安感、切迫感などに見舞われるようになります。休息をとっても心身は休まらず、ついには慢性疲労の状態におちいります。これに対して強度のリンパ球人間では、下痢やアレルギー、うつ状態などが起こります。

どちらの神経が緊張しすぎても、体は病気に傾きやすくなります。しかし、心身のストレスは主に交感神経を緊張させるため、大人の病気に限っていえば、少なくともその七割は交感神経が優位になることよって引き起こされると考えてよいでしょう(子どもの病気は副交感神経が優位になることから生じるケースも多い)。

＊交感神経の緊張がもたらす四つの障害

心身のストレスは交感神経の緊張をうながします。その状態が持続・固定するようになると、次のような障害が生じます。

1 顆粒球の増加→活性酸素の大量発生による組織破壊

顆粒球が増加すると、そこから強い酸化力をもつ活性酸素が大量に産生されます。その活性酸素がつぎつぎに細胞を酸化・殺傷していき、組織破壊が拡大します。活性酸素はさまざまなルートで産生されますが、全体の比率では顆粒球から放出されるものが七～八割を占めます。したがって、顆粒球が増加すればするほど、組織破壊が進むことになるのです。

2　血流障害

交感神経が分泌するアドレナリンには、血管を収縮させる作用があります。したがって、交感神経の緊張が続くと、細胞が持続的にアドレナリンの作用を受けて、血流障害が起こります。その結果、細胞内に痛み物質や疲労物質がたまり、痛みやこりなどの症状があらわれます。やがて発ガン物質や有害物質が蓄積して、ガン細胞の発生がうながされます。

3　リンパ球の減少

交感神経が緊張すると副交感神経のはたらきがおさえられます。そのため、リンパ球の数が減って免疫機能が低下し、ウイルス感染が起こりやすくなります。また、ガンを殺すＮＫ細胞（第5章八八～八九ページ参照）の活動も弱まります。

痛みや病気が発生するしくみ

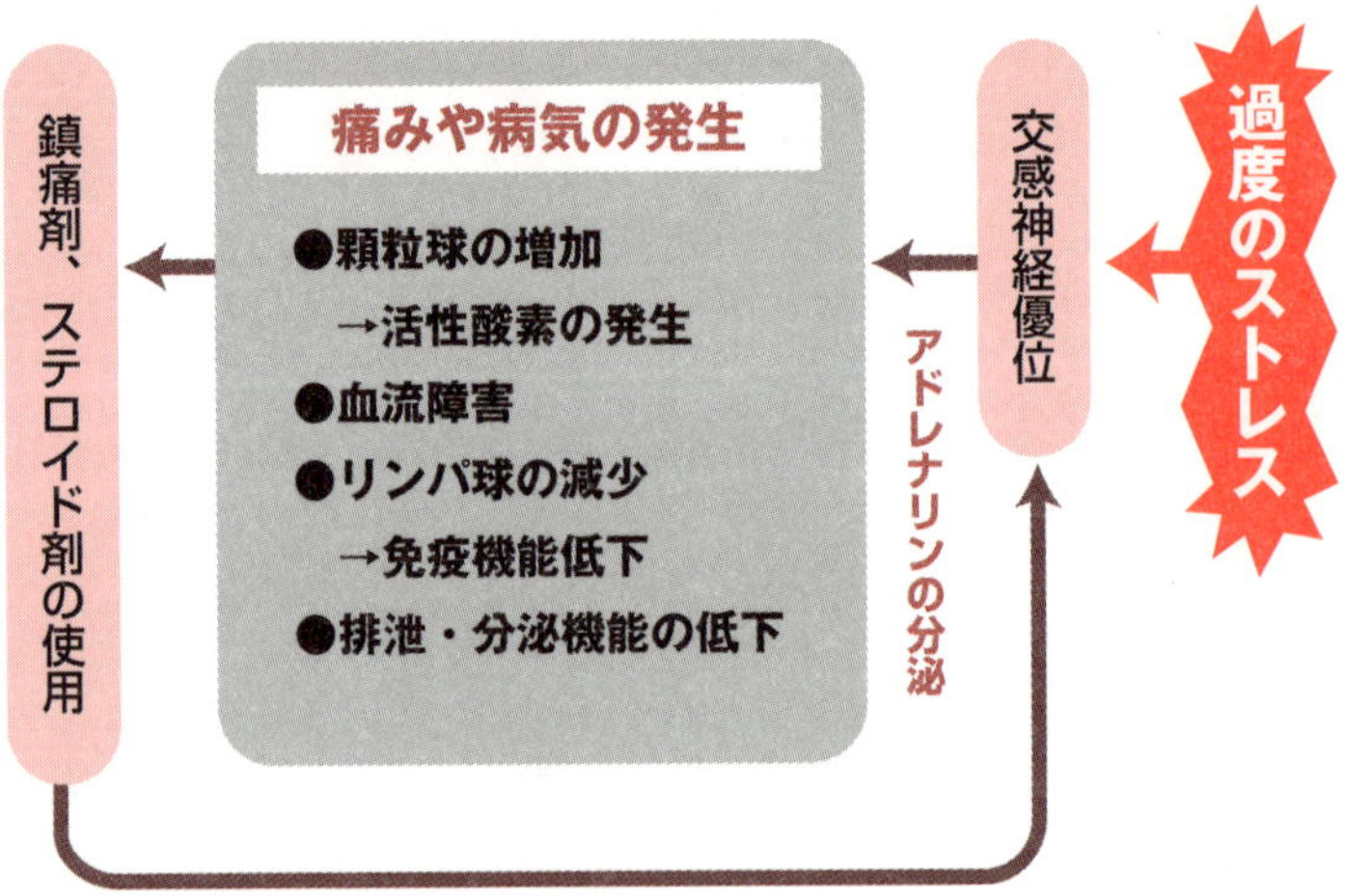

4 排泄・分泌機能の低下

交感神経が緊張し、副交感神経のはたらきがおさえられると、臓器や器官の分泌機能も低下します。そのため便や尿などが排泄しにくくなったり、各種ホルモンの分泌異常が起こってきます。

交感神経の緊張は、以上四つの障害を連鎖反応的に引き起こし、体が病気になる土台をつくっていきます。すなわち、多くの人が日常的に経験している腰痛・肩こりから、ガンなどの難病に至るまで、あらゆる病気の根本には、ストレスによる交感神経の過緊張が存在しているのです。

ツメもみは自律神経を調整する

nail*massage

＊交感神経のはたらきをやわらげるツメもみ

ツメもみ療法とは、手の親指、人差し指、中指、小指のツメの生えぎわを押しもみする健康法です。これら四本の指先には自律神経系に作用する末梢神経があるものと推測されるため、交感神経が緊張しているときにここをもんで刺激すると、交感神経の緊張がほぐれ、相対的に副交感神経が高まります。

交感神経から副交感神経に切り替わると、血管が広がって血液の循環がよくなります。実際、ツメもみを行うと手がポカポカと温かくなってきます。これこそ自律神経が調整されて血流がよくなっている証拠なのです。

また、ツメもみ療法を行う前後に脈を測って比較してみると、手っ取り早く効果を確認することができます。脈拍は交感神経が緊張すると速くなり、副交感神経が緊張すると遅くなります。ツメもみ療法を行った後の脈は、行う前に比べて明らかにゆっ

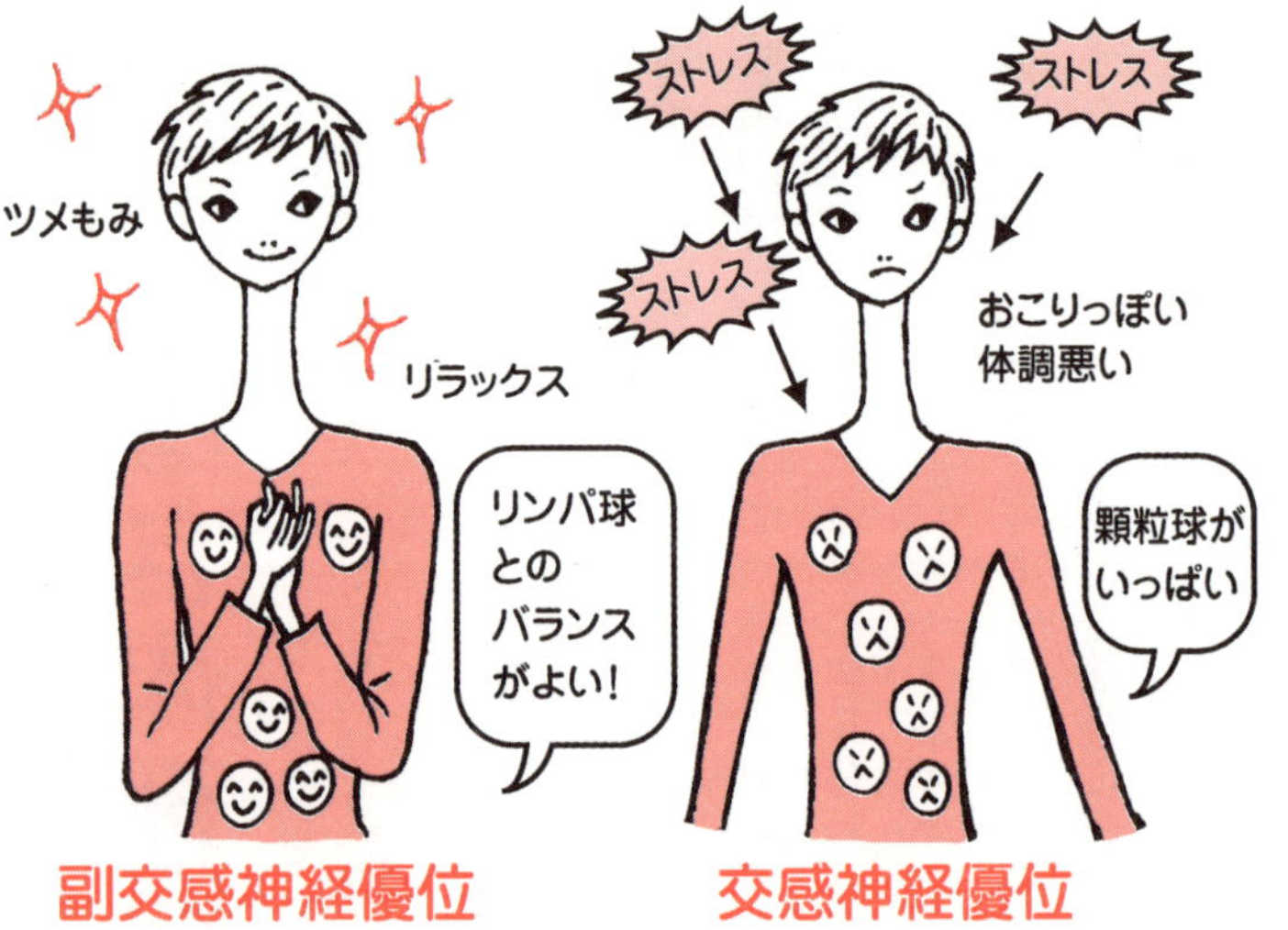

たりしていることがわかるはずです。

ただし、ツメもみ療法は毎日続けなければ、症状・病気の改善効果がみられません。何度かツメもみをしたからといって、誰でもすぐにはっきりした効果があらわれるわけではありませんし、私たちは無数のストレスに囲まれながら日々生活しているので、ツメもみをやめてしまえばまたもとの状態に戻ってしまいます。

すなわち、日々の積み重ねによって確実な効果が引き出されていくわけですから、生活のなかで習慣化して、気長に続けることが必要です。その際、実際に「手がポカポカする」「脈がゆっくりになる」といった反応が自覚できれば、「これからも続けよう」という意識もおのずと高まってくることでしょう。

＊『半病人状態』はツメもみで改善

こうした流れを見ていくと、現代人が悩まされている病気や症状のほとんどは、さまざまなストレスによる交感神経の緊張から引き起こされていることがおわかりのはずです。

交感神経は、心配ごとや悩み、過労などの精神的・肉体的なストレスだけでなく、気圧や環境の変化、空気・水・食物汚染、強い電磁波などの環境的なストレスによっても緊張します。そのため、「はっきりとした病気ではないけれども、何だかいつも体調がよくない」という『半病人』が増えているのです。

誰だって、病院へ行かずにすめば、それにこしたことはありません。そのうえ、とくに働き盛りの人たちは多少具合が悪くても、市販薬や栄養剤で何とかごまかしながら仕事をする必要に迫られています。そのうち具合の悪い状態になれてそれが当たり前になり、本人の知らないところで病状が進行して、気づいたときには手遅れだった、ということにもなりかねません。

すでにはっきりした病気をもっていて、医師の治療を受けている人であれば、これまでの治療とツメもみを併用することをおすすめします。しかし、ツメもみが本来の効力を発揮するのは、病院へ行くほどのことはない『半病人』に対してなのです。

　薬も特別な治療道具も使わず、「自分で」「毎日」「手軽に」できるツメもみは、『半病人』から『健康人』へと自力で立ち戻るための有力な方法なのです。

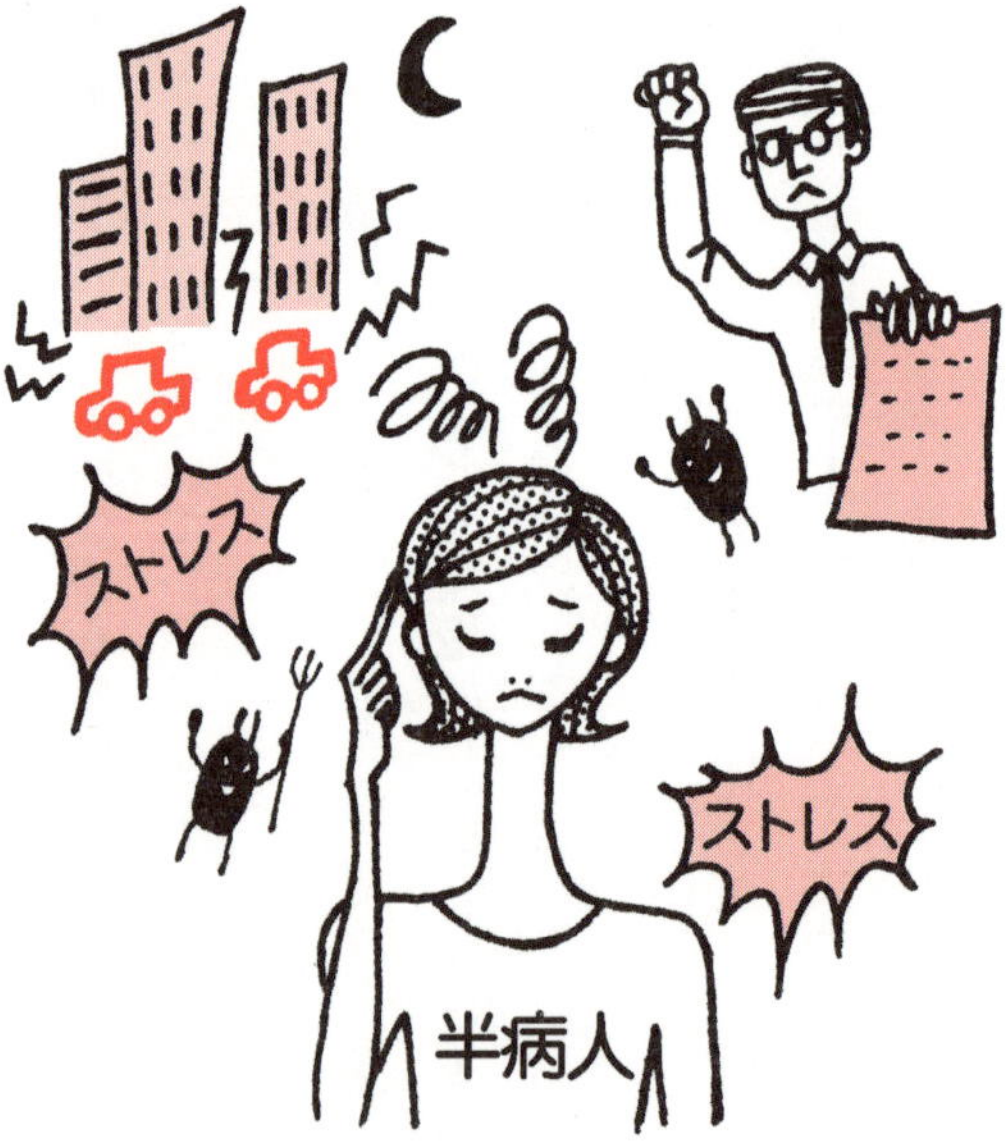

COLUMN

血液型と性格の関連性

76～78ページでは、「顆粒球人間」と「リンパ球人間」についてお話ししました。この法則と関連して、血液型と人の性格の間にも、何らかの関係があることがわかってきました。これまでちまたでは、血液型による性格判断がまことしやかに語られてきました。この謎を科学的に解明した研究はこれまでほとんどなかったため、誰もが半信半疑のまま、雑談的な話題として取りあげてきたことでしょう。ところが、免疫学の最先端研究を行っている安保《あぼ》徹教授によると、これらの関連性のメカニズムが明らかになってきたというのです。

自律神経免疫療法を確立した福田医師は、人間ドックで測定した成人五〇〇〇人のリンパ球レベルを血液型ごとにまとめました。すると、O型三九％、B型三七％、A型三六％、AB型三四％であることがわかりました。福田医師によるこの鋭い観察をもとに、安保教授は、血液型によってリンパ球の比率が変化する謎を、免疫学の見地から説明がつくことを発見したのです。それは、以下のようなものです。

現在の人類であるホモ・サピエンスはアフリカで生まれた後、世界に拡散していったと考えられており、血液型はすべてO型からはじまったとされています。人類が世界中に拡散していく過程において、自分を守るためにつくる血液中の抗体の違いが、遺伝子レベルで決定されていき、A型、B型、AB型などの血液型が生まれたのです。

たとえば、A型の人はAという腸管型の細菌叢《そう》に対する抗体を、B型の人はBという細菌叢に対する抗体をつくる必要がなくなりました。より多くの抗体をつくる必要性がある順に並べ替えると、O型、B型、A型、AB型となります。O型はAとB両方の血液型物質に対する抗体をつくらなければならないの

COLUMN

で、リンパ球比率がもっとも高いというわけなのです。

　こうして血液型による新モンゴロイド（日本人を含む）のリンパ球レベルが決定されると、性格の違いが生まれてきます。「リンパ球人間」のO型はストレスに強く持続力がある性格となり、「顆粒球人間」のAB型は感受性が強く芸術家肌の性格となります。その中間に位置する「ややリンパ球型」のB型は実行力が加わり、「やや顆粒球型」のA型は情熱的になります。

　しかし、リンパ球比率の違いは数%レベルなので、すべての人の性格が完全に血液型によって支配されるわけではありません。あくまでも全体的な傾向として違いが出てくるというものです。

＊参考図書／『医療が病いをつくる』（安保徹著・岩波書店刊）

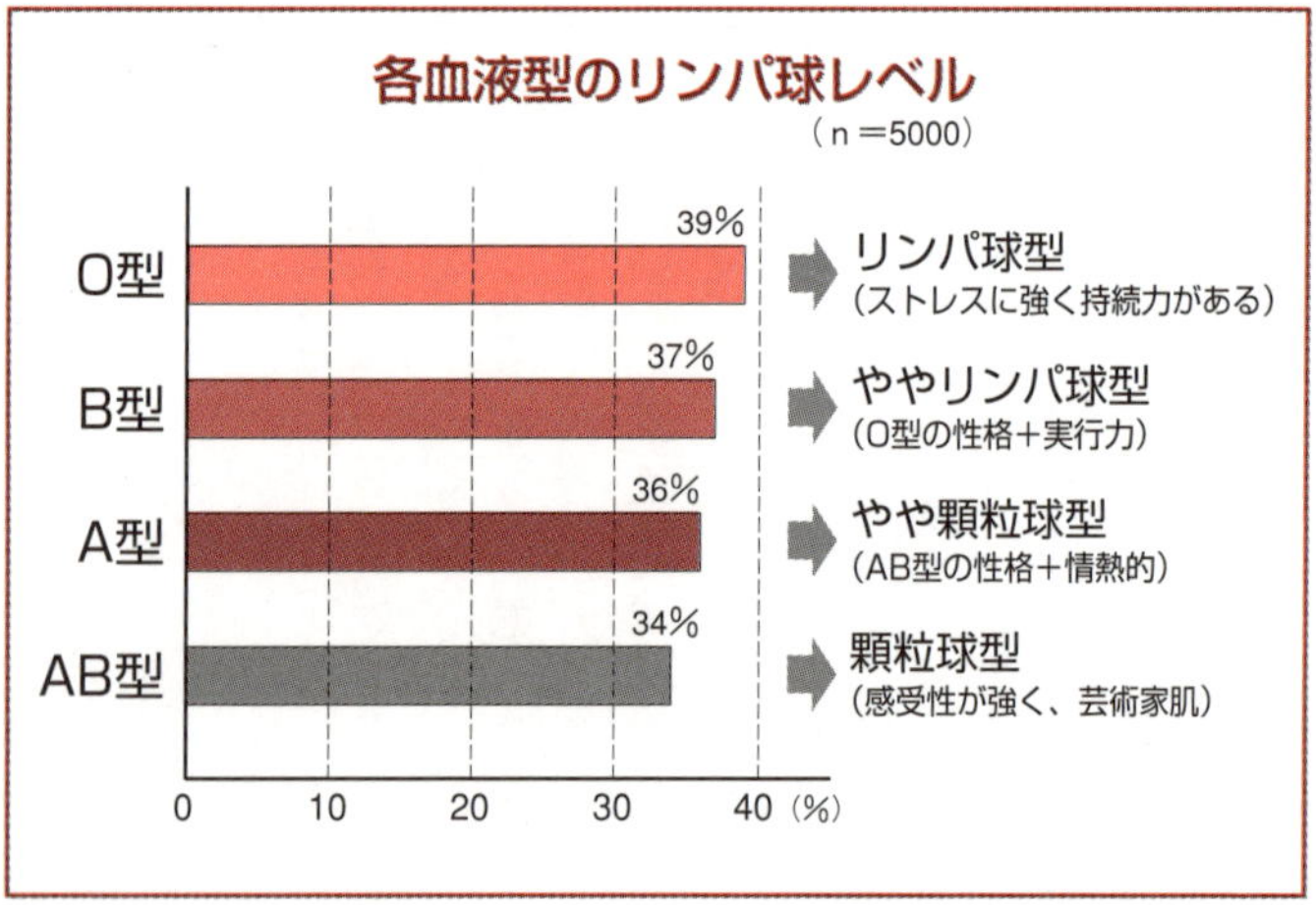

第5章

自分の健康は自分で管理しよう！

nail*massage

人間の体には自然治癒力が備わっている

私たちの体には「免疫」と呼ばれる自己防御システムが備わっています。外敵であるウイルスや細菌の侵入や攻撃を防ぎ、体内で毎日五〇〇〇個ほど発生するガン細胞などを死滅させて、体の健康を守っています。

このように、本来生まれながらにして人間がもっている、自分で自分を守る力を「免疫力」といいます。

＊免疫システムの主役は白血球

この免疫システムの主役となってはたらいているのが、血液中を流れる白血球です。そのうちの顆粒球《かりゅうきゅう》とマクロファージという免疫細胞は、人体に侵入した病原菌を食べつくそうとします。しかし、これらの細胞は、どんなときにもどんな病原菌に対しても通用するほど強くはないのです。

そこで、リンパ球の出番となります。リンパ球にはＢ細胞、Ｔ細胞、ＮＫ（ナチュラルキラー）細胞の三種類があり、B細胞はそれぞれの病原体に応じた抗体（病原体と戦うための武器）をつくります。いわゆる予防接種とはこの力を利用したもので、少量の病原体を体内に入れ、前もってB細胞に抗体をつくらせておくことによって、病気を予防するのです。

T細胞は、病原菌に冒された感染細胞を攻撃し、その繁殖をおさえる力をもっています。NK細胞の役割は、主にガン細胞を見つけだして攻撃することです。

私たちの体の免疫システムは、白血球に含まれるこれら五つの細胞がバランスよくはたらくことで成り立っているのです。

すでに述べたように、白血球の主要成分である顆粒球とリンパ球のバランス調整を支配しているのは、自律神経です。私たちが自分の体を自分で守り、病気と無縁な健康体を維持するには、何よりもまず自律神経を正常にはたらかせる必要があるのです。

白血球の種類

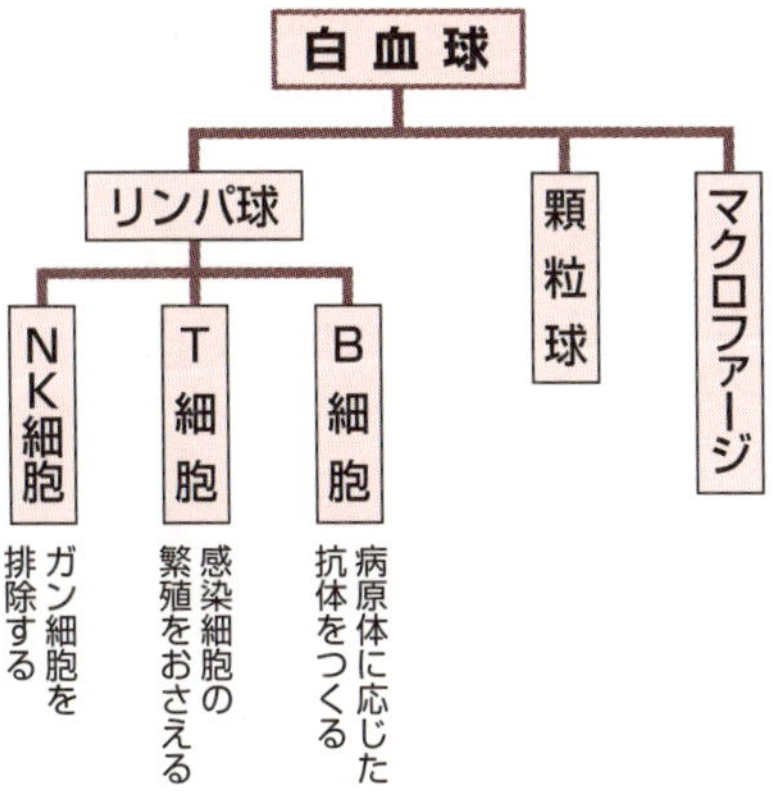

薬の過剰摂取でボロボロになる体

＊豊かな時代の新たなストレスとは？

昭和二十年代までの日本は貧しく、平均寿命も非常に短く、人々はみな短命でした。食糧事情の悪さ、重労働、暖房不備などの物理的ストレスによって、交感神経の激しい緊張を強いられていたからです。このように、ストレスにさらされた生き方を続けていると、交感神経の緊張が続き、やがて体は消耗状態におちいり、免疫力も低下して病気の発生・進行がきわめて早くなります。

しかし、昭和四十年代に入って経済状態がよくなると、こうした物理的ストレスから解放されて体も消耗しにくくなり、寿命も延びて、とうとう世界一の長寿国に昇りつめました。ところが、一方では病気の発症年齢が低下したり、中高年の大半はつらい症状の慢性的な病気を抱えるという矛盾した現象が起こっています。過労や社会の激しい変化、つらい心の悩みなど、昔の貧しさとは異なるストレスが、新たな消耗状態をつくり出しているのです。

その消耗状態にさらに拍車をかけている原因のひとつが、消炎鎮痛剤（痛み止め）、抗不安薬、睡眠薬などに代表される薬物の長期使用にあるといったら、みなさんはどう思われるでしょうか。ショッキングな話ですが、これはまぎれもない事実なのです。

なぜなら、病気の大半は交感神経の緊張が引き金となっているにもかかわらず、現在病院での治療に使われている西洋薬のほとんどは、交感神経を緊張させる作用をもっているからです。もともと交感神経緊張状態にある人が交感神経を緊張させる薬を飲めば、血流はさらに悪くなり、顆粒球比率が増加して、免疫力がどんどん低下し、自然治癒力は失われる一方なのです。

要するに、症状を取り除くことばかりに躍起になって、「病気が起こりやすい体質」を「病気が治りにくい体質」へと導いてしまっているのが、現代医療の現状だといってよいでしょう。鎮痛剤を例に、さらに詳しく説明していきましょう。

＊鎮痛剤は痛みを増大させる！

鎮痛剤の代表的な成分には、アスピリン、インドメタシン、ケトプロフェンなどがあります。これらの成分は、プロスタグランジンという物質の体内産生をおさえるは

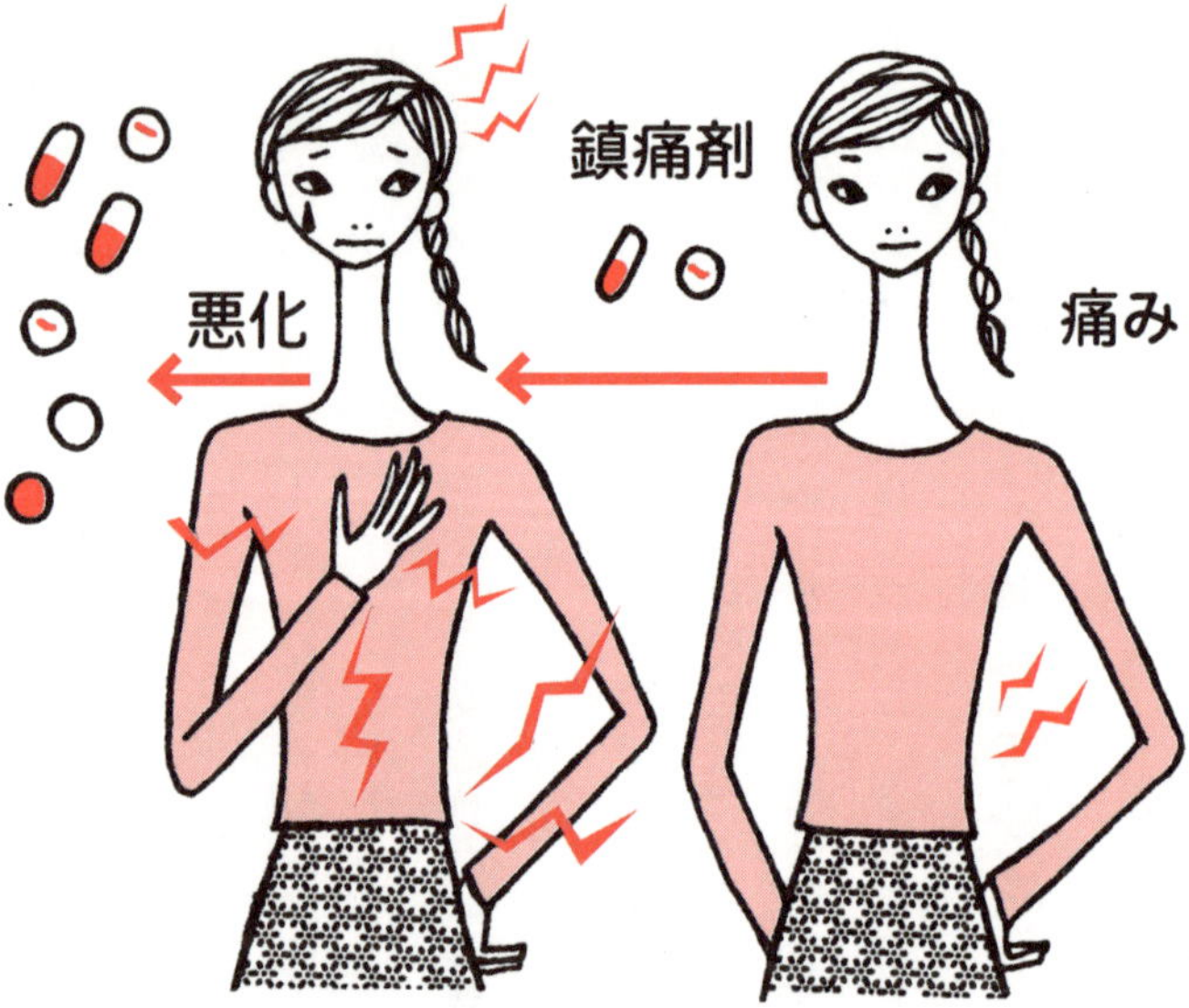

たらきをします。プロスタグランジンは知覚神経を過敏にして痛みを起こす作用があるため、これが減少すれば神経がマヒして、たしかに痛みはやわらぎます。

ところが、プロスタグランジンは知覚神経を過敏にする一方で、血管を拡張して、血流を増進させるはたらきをしています。ですから、この物質の産生を薬で無理におさえると、痛みの根本原因である血流障害は悪化してしまうのです。

つまり鎮痛剤とは、知覚神経をマヒさせ、体に起こっている痛みを感じさせなくするだけにすぎず、痛みの原因を取り除くどころか、かえって悪化させてしまうものなのです。これでは、いつまでたっても痛みから逃れることはできません。

こうして「痛みが起こる→薬を飲む」というくり返しのなかで、やがて鎮痛剤が手放せなくなります。薬物の長期服用によって血流障害は悪化し、めまい、耳鳴り、胃炎、高血圧、糖尿病などの新たな症状・病気がつぎつぎに引き起こされます。すると今度は、これらの症状をおさえるための薬が追加されて、血流障害は悪化の一途をたどります。薬の服用は悪循環に拍車をかけるばかりで、体はいよいよ破綻《はたん》をきたしていくのです。

また、血管を拡張させるはたらきからもわかるように、プロスタグランジンには交感神経の緊張をおさえる作用もあります。したがって、この物質が産生できないと交感神経にブレーキがかけられなくなり、顆粒球が増えて活性酸素が大量発生し、組織破壊が進むことになります。年をとるにつれて、腰やひざの痛みを訴える人が多くなり、鎮痛剤を常用する人も増えていきますが、高齢者の発ガン原因のうち八〇%は、このような薬物の連続使用による組織破壊にあると考えられます。

発熱や下痢は「病気を治そうとする」反応

そもそも、医療現場で間違った治療が行われるようになった原因は、「人間が不快と感じる症状をすべて悪者扱いしている」ことにあります。たとえば、高熱が出ればそれをおさえるための解熱剤、下痢をすれば整腸剤、頭痛には頭痛薬といったように、一つひとつの症状に対して薬を処方します（対症療法）。

しかし、私たちの体は本来、外敵の侵入を感知した場合、反射的に副交感神経を緊張させてリンパ球を増やし、血流を促進させて、排泄能力を高めるはたらきを備えています。要するに、発熱や下痢・嘔吐《おうと》・頭痛などの体調異変は、外敵を退治するために起こるべくして起こる、好ましい生体反応なのです。

このような副交感神経反射は、ウイルス・毒物などの有害物質によるストレスだけでなく、精神的ストレスとの闘いによっても起こります。たとえば、いじめなどにあった子どもは体の不調を訴えて学校を休みたがりますが、そんな場合は実際に体が反応して、発熱や腹痛などの異変を起こしているものなのです。

とりわけ体調不良の原因が精神的なものの場合、その原因を取り除かない限り、いくら薬を処方したところで毒にしかなりません。不快な症状が続いたら、安易に薬に手を出す前に、最近つらいことがなかったか、無理していなかったかどうか振り返ってみるべきです。

また、有害物質によるストレスが原因の場合でも、外敵そのものを退治せずに症状だけをおさえるやり方をしていたのでは、根本的な治療にはなりません。このことを理解すれば、対症療法にかたよった現代医学の危険性もおのずと見えてくるでしょう。

とはいえ、副交感神経反射によって起こる体調異変を、「不快だ」「つらい」と思えばストレスになり、交感神経の緊張をうながす一因になるのもまた事実です。しかし、そのような症状を薬で無理やりおさえ込むのではなく、むしろ副交感神経を刺激し、体が治ろうとする力=免疫力を増強させる工夫をしたいものです。「ツメもみ療法」は、この免疫力を増強させるための、最も手軽で強力な武器といえます。

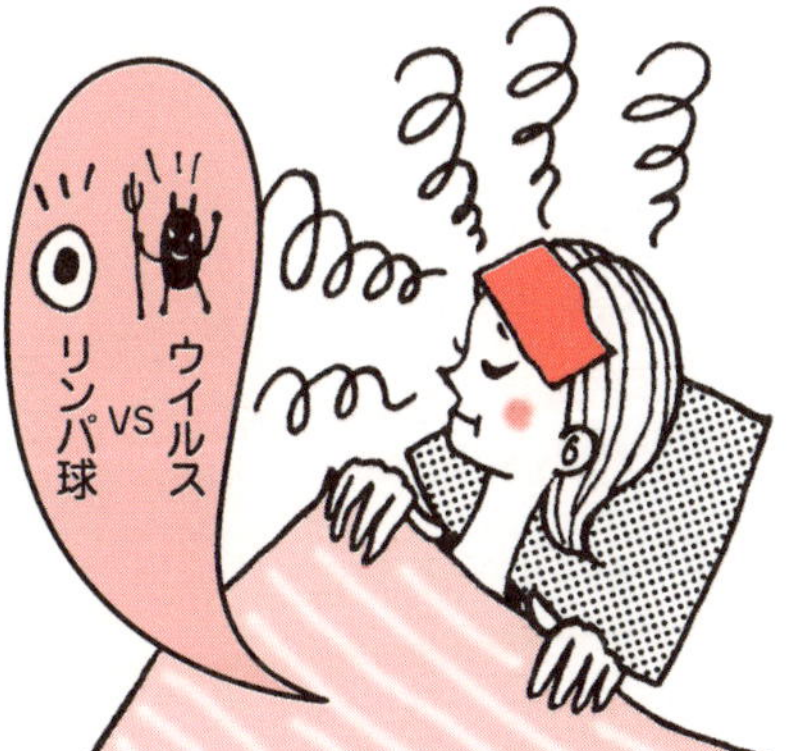

自分の病気は自分で治す

現在、日本の健康保険制度が破綻しかけていることは、マスコミなどでよく報じられているとおりです。これは、検査漬け、薬漬け医療のしっぺ返しといっても過言ではないでしょう。しかし、そのような医療をつくり出した一因は、「具合が悪くなったら薬を飲めばよい」「最新医療を受けられれば安心」という、現在の医療制度に頼り切った国民側の意識や姿勢にもあるのではないでしょうか。

人間には「免疫力」という、自分自身で病気を治すシステムが備わっています。これからの医学は、このシステムを有効に利用して、「自分で治せる病気や症状は自分で治す」ことを目指し、進んでいかなければいけません。現在、その道の先頭を走っているのが、ツメもみ療法を含めた自律神経免疫療法なのです。

自律神経免疫療法は、医師の手によって行われます。しかし、治療に携《たずさ》わる医師は、患者さん自身の治癒力を高める手助けをしているにすぎません。患者さん自身が「治してほしい」という他力本願的な考えをあらためて、「治すぞ！」という前向きな気

nail*massage

持ちをもたなければ、やはりこの治療法でも十分な効果を引き出すことはできないのです。

たしかに、誰だって病に冒されれば気持ちは弱くなりがちです。しかし、それではなおさら病気に打ち勝つことはできません。患者さん自身が病気の起こるしくみと治るしくみをよく理解して、自分の病気に積極的に取り組むことが、何よりも効果的な治療となるのです。

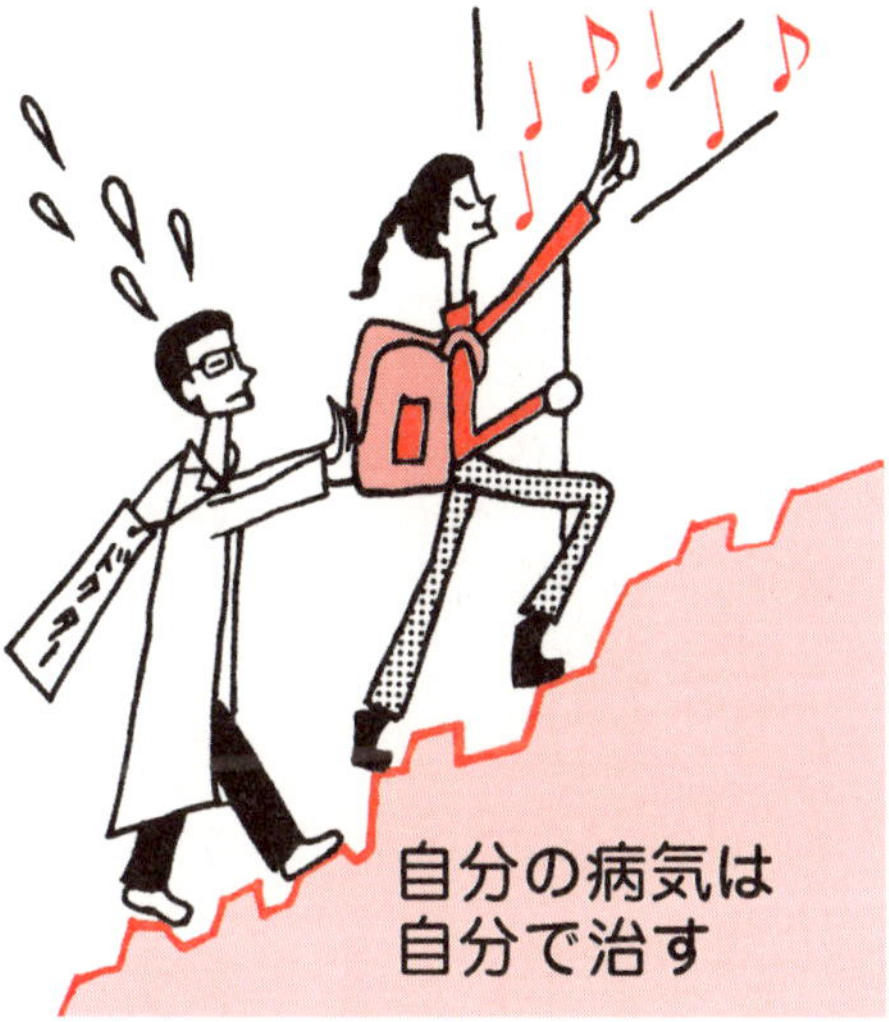

本書を読んで、これからツメもみ療法をはじめようとするみなさんにも、「自分の病気は自分で治す」という気持ちを忘れずに取り組んでいただきたいと思います。今後は、「一回二分、一日わずか数分でできる」このツメもみ療法が大きく台頭し、薬や医師のいらない時代がやがて来るかもしれません。この療法が難病の息の根を止める日は、決して遠くないのです。

免疫力を高めるには

交感神経の緊張をもたらし、免疫力を低下させる元凶はストレスです。頭ではそうとわかっていても、実際には悩みごとや心配ごとと完全に無縁な生活を送ることは、誰にもできません。

しかし、たとえば仕事や勉強を一生懸命頑張った自分への「ごほうび」として、ささやかな楽しみをもつことは、有効なストレス発散（気分転換）法となります。月に一回、エステで全身のケアをしてもらって、心と体をリフレッシュするゴージャスな「ごほうび」を自分にプレゼントするのもよいでしょう。

現在、「健康はお金で買う時代」とよくいわれますが、決してそんなことはありません。粗食は、経済的なうえに心身の健康を保ってくれる理想的な食事ですし、そもそもツメもみ療法は、お金をかけずに自力で手軽にできる効果的な健康法です。

ここでは、自宅で簡単にできるリーズナブルな健康法をいくつかご紹介します。ぜひ、ツメもみ療法とあわせてみなさんの日常生活に取り入れてください。

＊食生活の見直し

1 「偏食」はすでに病的な食生活

最近、若い人の間で「偏食」が深刻な問題となっています。食わず嫌いや過激なダイエットが高じると味覚の幅が狭まり、「おいしい」と感じる食べ物が限られます。その結果、毎日同じものしか食べなくなり、栄養がかたよって健康を害してしまいます。

栄養のバランスがとれた食生活を送るためには、さまざまな味を楽しめる味覚の幅が必要です。「人間の味覚は一二歳までに決まる」という説もありますが、ある程度大人になれば、自分の健康は自分で守るのが当然です。親を恨んでばかりいないで、自分から積極的に「未知の味」に臨むべきでしょう。専門的なカロリー計算は必要ありませんが、バラエティーに富んだ彩り豊かな食生活を心がけてください。

2 ジャンクフードは百害あって一利なし

忙しい毎日を送っている人にとって、工場生産されたおにぎりやお弁当などは、安くて手軽に食べられるため重宝《ちょうほう》されています。しかし、これらの食品には必ずといっ

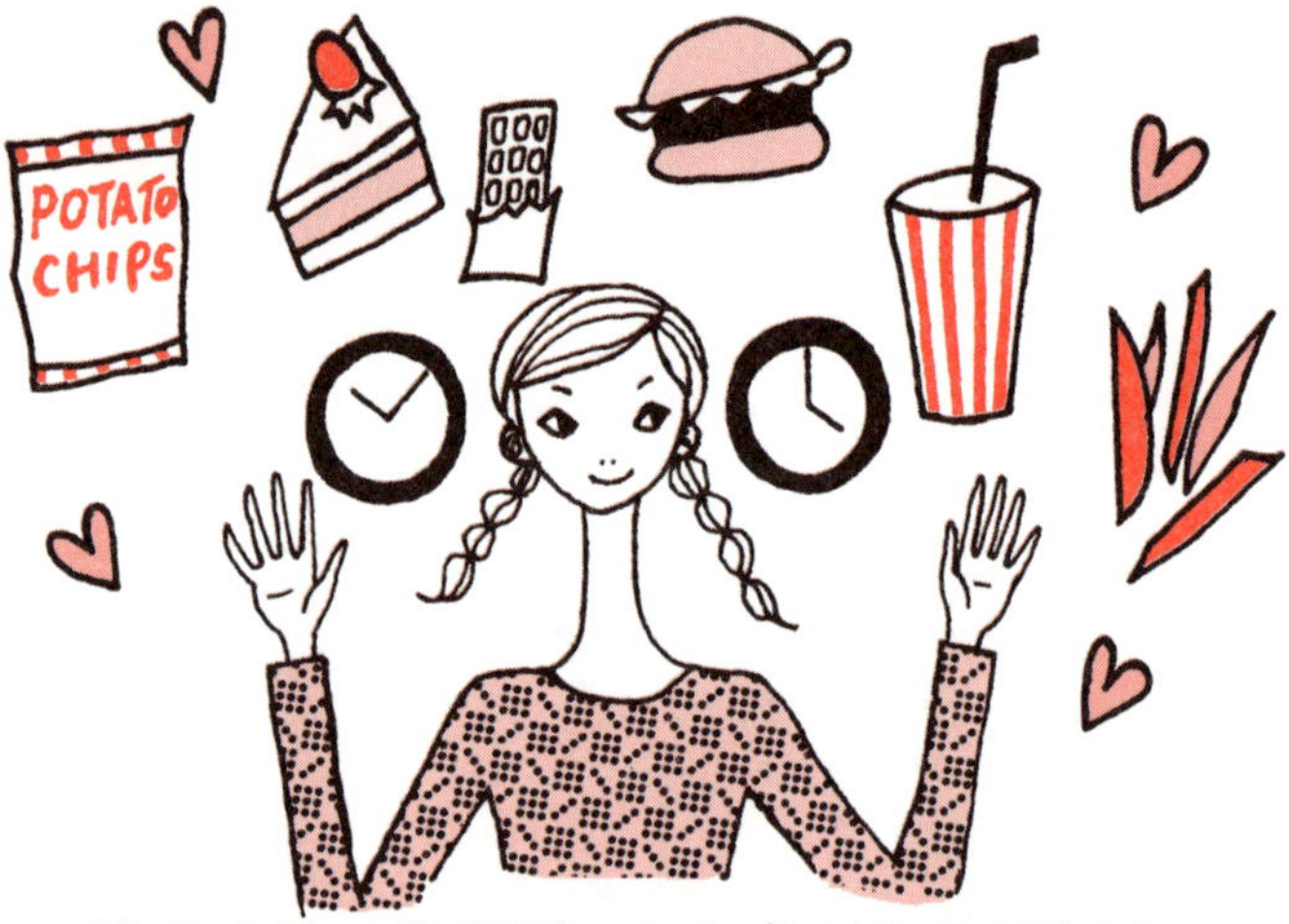

健康破壊は食生活のかたよりからはじまる

ていいほど防腐剤や保存料などの、人体に有害な化学物質が使用されています。このような食事が毎日続くことは、好ましいことではありません。

また、インスタント食品などに代表されるジャンクフードは、塩分・油分ともに多いため、このような味つけに舌がなれてしまうと、ふだんの食事でも脂《あぶら》っこくて塩辛いものを好んで食べるようになります。

「時間がない」「面倒くさい」は、食生活からはじまる健康破壊の第一歩です。食事とは、空腹を満たすためだけの「エサ」ではありません。どんなに忙しくても、せめて一日のうち一食だけでも、バランスのよい食事をとる時間をつくりましょう。よく噛んでおいしい食事をゆっくり楽しむことも、心身のリフレッシュ効果となるのです。

3 冷たいもの・刺激物は控える

食べ物の温度も、私たちの体に大きな影響を与えます。熱すぎても冷たすぎても口やのどに負担をかけるため、一説では食道ガンや舌ガンの原因になるといわれています。

また、アイスクリームやジュースなどの冷たい飲食物は、体を冷やす原因となります。夏の暑いときでも、冷たいものをとりすぎると腹痛や冷えなど体の不調を起こしやすいので、とくに体が冷えやすい体質の人は、なるべく冷たいものを控えるようにしましょう。

コーヒーやアルコール、タバコなどの嗜好品《しこうひん》は、胃腸に負担をかける刺激物です。ストレスがたまるとよけいにこれらの嗜好品に依存しやすくなりますが、いずれもとりすぎはストレスへの抵抗力を弱めてしまいます。禁煙・禁酒がかえってストレスになる人は自分で定量を決め、過剰に摂取しないよう別な方法でストレスを発散する工夫をしましょう。

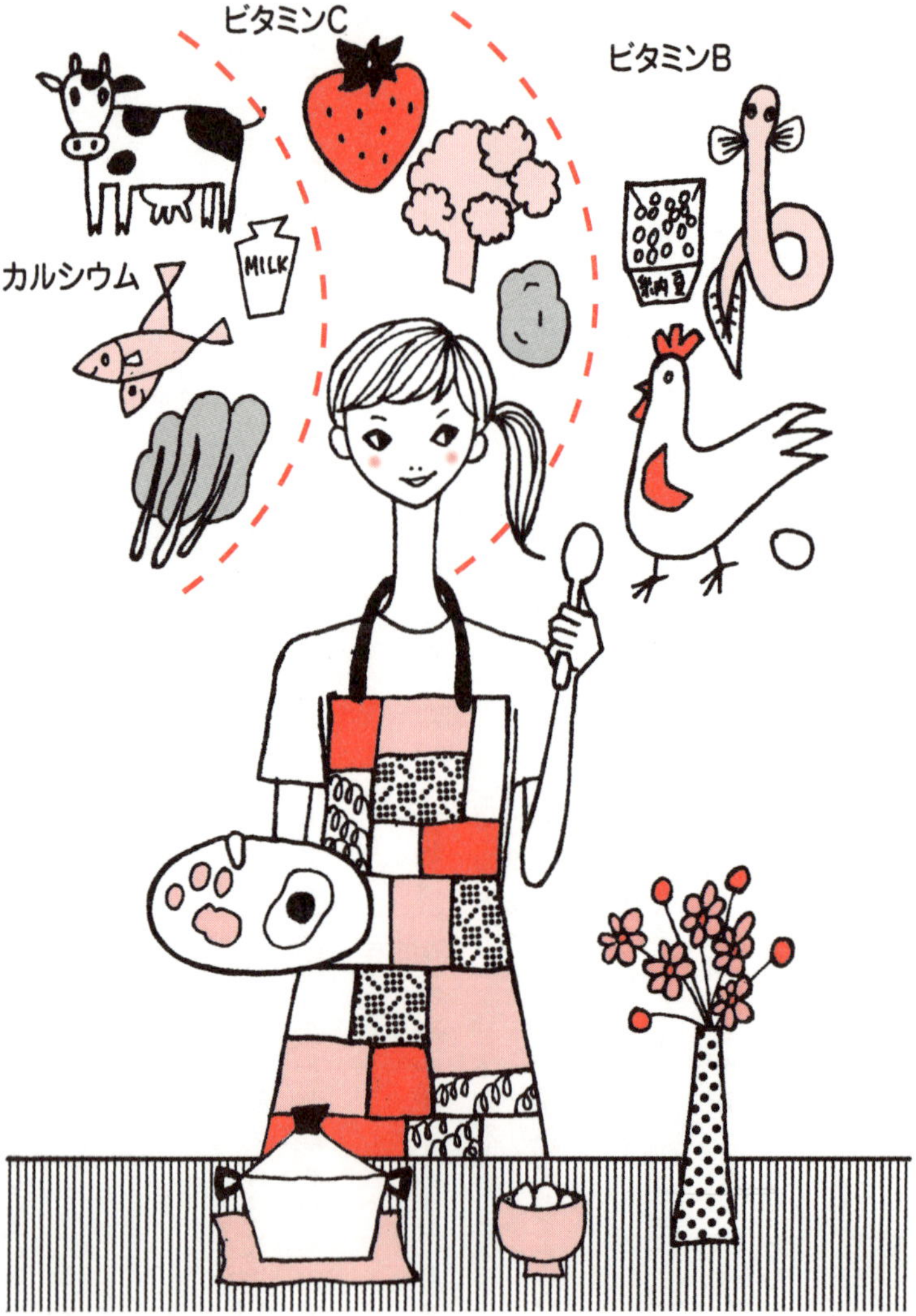
ビタミンC
ビタミンB
カルシウム
MILK
納豆

4 免疫力を高める栄養素

疲労回復やストレス解消には、ビタミンB群が欠かせません。とくにビタミンB1が不足すると、食欲不振、イライラ、疲労しやすい、仕事への意欲がなくなる、非協力的になるなどの精神的な症状があらわれるようになります。B1を多く含む食品は、大豆、ニンニク、レバー、豚肉、ウナギ、卵黄、玄米、ピーナッツなどです。

カゼをひいたりタバコを吸ったりすると、体内のビタミンCが欠乏します。Cが不足すると体の自然治癒力が低下し、ストレスの影響を受けやすくなります。しかも、年齢が進んでストレスの多い世代になるほど、Cの血中濃度は減少傾向にあります。ブロッコリー、カリフラワー、パセリ、菜の花、ジャガイモ、イチゴ、柿などにはCが豊富に含まれているので、ストレス性高血圧の人やカゼをひきやすい人は、なるべく多めにとるよう心がけましょう。

カルシウムは歯や骨の組織を形成するだけでなく、神経細胞の興奮・鎮静に深くかかわっている栄養素です。不足すると神経が高ぶって、筋肉の硬直やけいれんが起こりやすくなります。神経のイライラを鎮めて不眠を解消するには、寝る前に温かいミルクを飲むとよいでしょう。その他、チーズやヨーグルトなどの乳製品、小松菜、小魚などにも、カルシウムがたっぷり含まれています。

＊リラクセーション

1　入浴で心身のリフレッシュを

入浴はリラクセーション効果が非常に高く、血流をよくするためにも最高の健康法です。血液の循環がよくなれば、体内の老廃物や毒素の排出がうながされます。一日の疲れをとってぐっすり眠るためには、三八〜四〇度くらいのぬるめのお湯でゆっくり入浴すると、副交感神経が刺激されて入眠しやすくなります。

長風呂が苦手な人には、半身浴（胸から下だけ湯船に浸かる）がおすすめです。音楽やラジオを聴いたり、本や雑誌を読むなどして、じんわりと額に汗がにじんでくるくらい入浴すると、体が芯から温まって眠りやすくなります。

ラベンダー、セージ、カモミール、マジョラムなどのハーブには神経を静める作用があります。これらのエッセンシャルオイルを使うと、香りの効果で心身の疲れがいっそうよく解消されます。その他、さまざまな入浴グッズを利用すれば、より効果的なリフレッシュタイムとなります。

逆に、朝の寝覚めが悪い場合は、熱めのシャワーを浴びると、交感神経が刺激されて体も気持ちもシャキッと引き締まります。

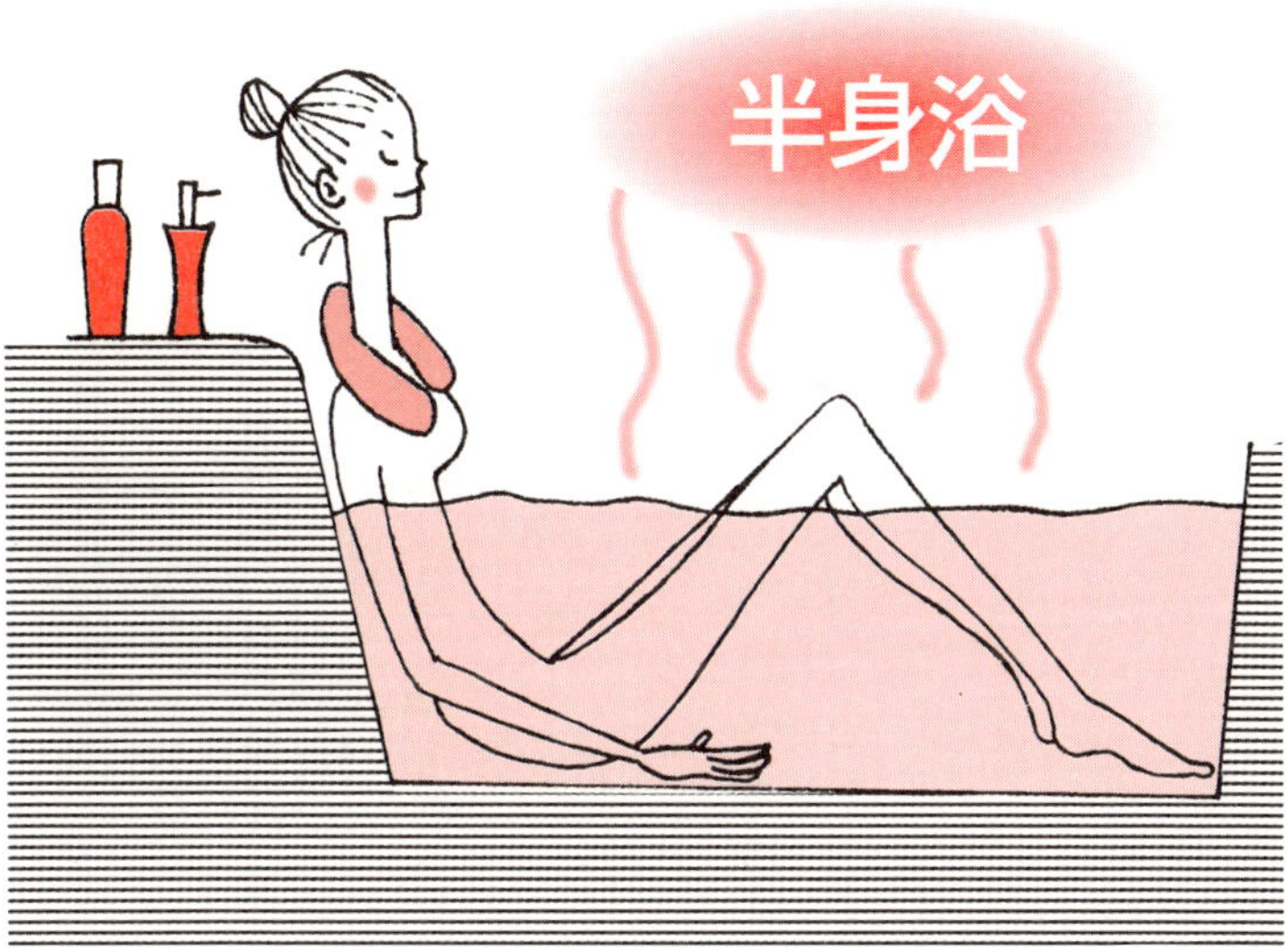

2 ハーブティーや中国茶でリラックス

最近、さまざまなお茶がブームになっていますが、ハーブティーは西洋で昔から伝わる民間療法のひとつとして親しまれていました。また、中国には「医食同源」と並ぶ「医茶同源」という言葉があり、中国茶にはさまざまな薬効成分が含まれています。

ハーブティーはそれぞれ効用の違いから、心身の緊張を解くリラックス作用のあるもの、疲労を回復し強壮作用を高める効果のあるもの、体内の老廃物を排出する利尿作用をもつものの三種類に分けられます。また、ビタミンやミネラルなどの栄養素が多く含まれており、ノンカフェインのうえに香りのリラックス効果も相まって、寝る前に飲むとぐっすり安眠できます。

中国茶には、老化防止効果のあるビタミンC、生活習慣病の予防によいカロチン、胃液の分泌をうながすカフェインなどを含むものがあります。全般的には利尿作用、疲労回復、消化促進など、体の調子を整えるのに役立つ成分が豊富です。

これらのお茶の成分は、西洋薬と違って即効性はありませんが、毎日続けて飲むことによって、徐々に効果を発揮してくれます。

＊無理のない運動を

1　ウォーキング、水泳などを楽しむ

息が切れるような激しい運動は交感神経を緊張させますが、一人でもマイペースに楽しめる軽い運動は、副交感神経を刺激し、リンパ球が増加して免疫力が高まります。心拍数や脈拍を適度にアップさせて全身を刺激すれば、筋力や体力が強化されて健康を増進させるうえ、気分転換やストレスの発散にもなります。

とくにウォーキングや水泳（水中ウォーキング）、サイクリングなどは、全身の血行をよくして肩こりや腰痛の予防・改善に効果的です。有酸素運動なので、体脂肪や内臓脂肪が燃焼されやすくなり、無理のないシェイプアップとしても理想的です。

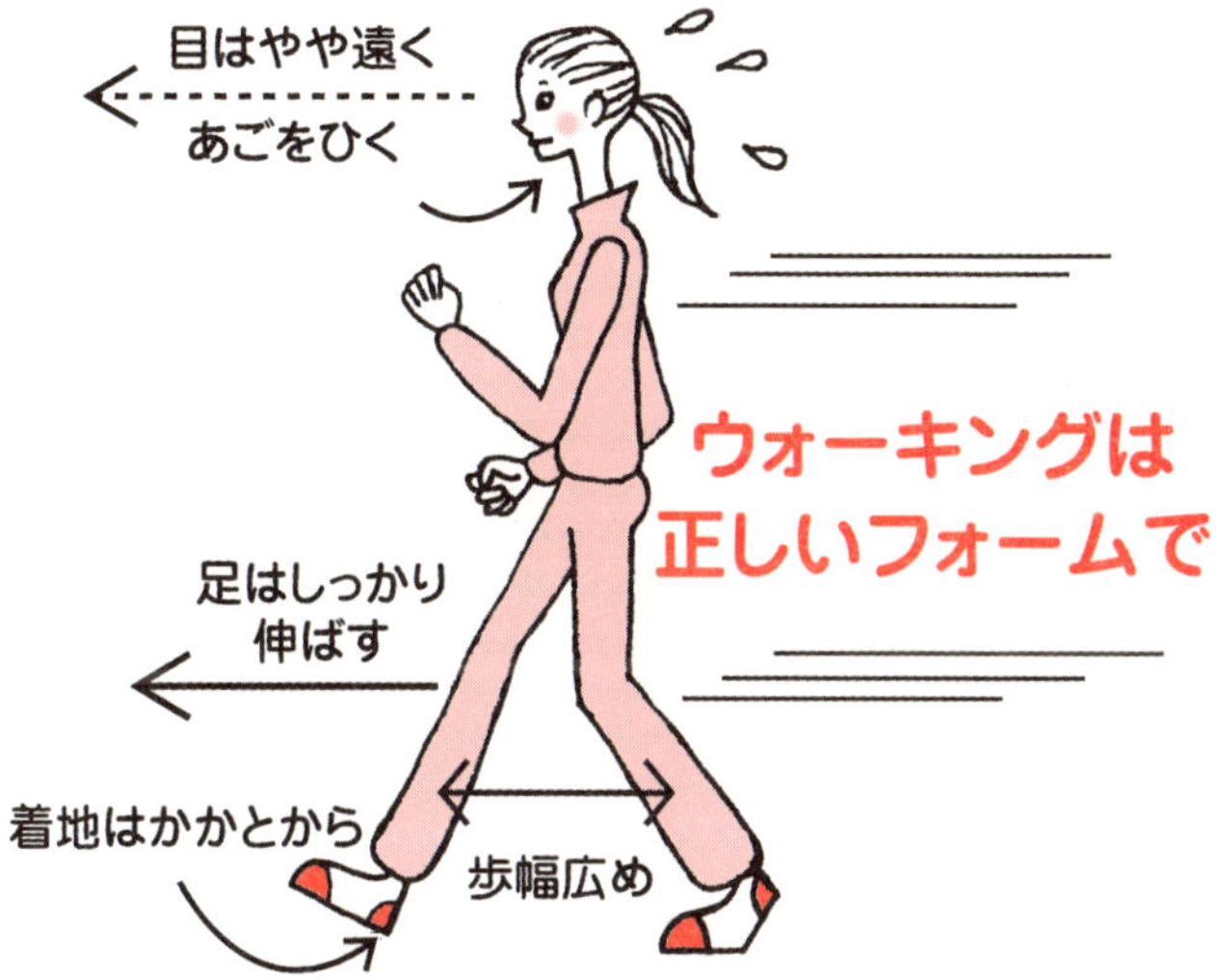
目はやや遠く
あごをひく
ウォーキングは
正しいフォームで
足はしっかり
伸ばす
着地はかかとから
歩幅広め

このような軽めのエクササイズを、自分のペースで疲れすぎない程度に、生涯にわたって楽しみながら続けることをおすすめします。

2 ストレッチで体の切り替えを

朝、目覚めのよくない体と気持ちをシャキッとさせたい、長時間同じ姿勢でデスクやパソコンに向かうなどして、仕事や勉強のストレスで凝り固まった心身をほぐしたい、という人に最適なのがストレッチです。

両腕を上にあげて全身で大きく伸びをする、前屈や上体そらし、上体を左右に倒す・ひねるなどの基本的なストレッチだけでも、全身の筋肉や血管が刺激されてリフレッシュします。ゆっくりと深呼吸を数回行うと、肋骨《ろっこつ》の開閉運動になるとともに、全身に新鮮な酸素を送る効果もあります。

ＯＡ作業中心の人は、首の回転、肩の上げ下げ、肩関節の回転などをして、首・肩の筋肉をとくにほぐしましょう。目のまわりや頭皮をまんべんなく指圧すると、疲れ目や頭重感の解消がうながされます。

どんなに忙しいときでも、一時間ごとに五分くらいの小休止をつくって、これらのエクササイズを行うと、むしろ仕事や勉強の能率はアップします。いずれのストレッチも、ツメもみとあわせて行いましょう。

＊よく笑い、よく歌うこと

現在、大学をはじめとしたさまざまな医療系の研究機関で、「『笑い』が免疫力をアップさせる」という研究が盛んに行われています。

笑う前後における血液成分の調査実験をしたところ、ＮＫ細胞（八八～八九ページ参照）の活性値が上昇したという例がつぎつぎと報告されています。さらに、免疫力のバランスを示す指標値についても、多くの被験者が正常範囲に近づいたとの報告があります。

笑うときには、腹、顔、胸、背中、腰など多くの筋肉を使います。これによって内臓のはたらきや血流がよくなり、便秘や冷え性、不眠などが改善された例も少なくありません。さらに、大声で笑うと自然に腹式呼吸になります。腹式呼吸は副交感神経のはたらきを助けるので、交感神経が緊張した人には高いリラックス効果をもたらすのです。カラオケで好きな歌を思いっきり歌うときにも、これと同じ効果を発揮します。

また、心の健康のためにも笑いはとても重要です。安らぎを感じたときには、副交感神経が作用して、血管拡張、発汗、血糖値の低下、胃腸の活発化などが起こります。ところが、怒りや恐怖を感じたときには交感神経がはたらいて、まったく逆の作用がみられます。深刻な悩みを抱いている人は、他人が大笑いするような話でも笑うことができません。これではますます強度のストレスを受けた緊張状態から抜け出せなくなってしまいます。

テレビのお笑い番組を見たり、漫画を読んだり、友だちと話をしたりなど、笑う方法はどんなものでもかまいません。とにかくおおいに笑ってストレスをスッキリ発散し、心身の健康を保ちましょう。

常用薬をやめるには

ツメもみ療法のような生体反射を利用した治療法は、効力がおだやかに発揮されるという特徴があるため、薬物療法と並行していては、いくら継続しても十分な効果を引き出すことはできません。

新薬は交感神経の緊張をうながす一種のストレスになる場合が少なくなく、その作用は、ツメもみによる自律神経の調節ではとても太刀打ちできないほど強力です。ツメもみ療法は、間違った治療を中止してはじめて効果が期待できるものですから、薬の服用をすっかりやめてから取り組む必要があります。

もちろん、それまで欠かさず服用していた薬をやめるには、大きな不安が伴います。また使用の中止後、一時的に症状の悪化（リバウンド）がみられる薬が多いのも事実です。しかし、仮にリバウンドしても、ステロイド（副腎皮質ホルモン）剤以外なら、数日〜数週間のうち自然に改善します。「しばらくの間はつらい思いをするだろう」と覚悟を決めてスッパリやめるのが、薬からじょうずに逃れるコツです。

たとえば、消炎鎮痛剤を飲んでいる人が薬をやめると、患部がはれ上がり、ズキンズキンとした痛みを感じるようになりますが、これは今までおさえられていた血流が強く回復しようとして起こる反応です。薬の常用期間が一～二年なら二～三日、一〇年ほどの長期にわたる場合でも二週間くらいで反応はおさまります。

睡眠薬や抗不安薬を中止すると、二～三日眠れない夜が続きます。しかし、それを恐れていてはいつになっても薬をやめられません。眠れなくてもふとんに入って体を横たえ、朝まで目を閉じて体を休めることが大切です。それだけでも本来の睡眠の半分以上の休息はとれます。そのことをよく理解したうえで、徐々に薬を手放し、ツメもみに取り組みましょう。

しかし、問題なのは、炎症性疾患によるステロイド剤の常用者です（第1章二七～三一ページ参照）。この場合、急にやめるとリバウンドが強く出て、それが長引くケースが少なくありません。すでに症状が落ち着き、再燃を防ぐための維持療法の段階であれば、処方量もかなりおさえられているので、ほとんどリバウンドなく薬をやめられるようですが、そうでない場合には、自律神経免疫療法を行っている医師のサポートを受けたほうが安心でしょう。

リラックス体質の人は

nail＊massage

　これまで、ツメもみには、交感神経をゆるめて自律神経のバランスをとり、健康を回復させる効果があることを述べてきました。

　しかし、なかには副交感神経が優位になっている「リラックス体質」のせいで、体調を崩したり病気になったりするケースも少なくありません。リラックスしすぎているがゆえに、ちょっとした刺激にも過敏に反応してしまうのです。

　とくに子どもには、副交感神経緊張型の体調不良がよくみられます。リンパ球の過剰反応によって、アトピー性皮膚炎や気管支ぜんそくなどのアレルギー疾患を起こしやすいのです。このような病気は、根本的な体質改善をはからない限り、どんな治療を続けても治癒させることはできません。

　リラックス体質の人は、顆粒球を増やして白血球バランスを整える必要があります。それには、交感神経の緊張をうながすような刺激（ストレス）を与えることが大切です。具体的には、適度に日光を浴び、運動をして、体を鍛えることです。

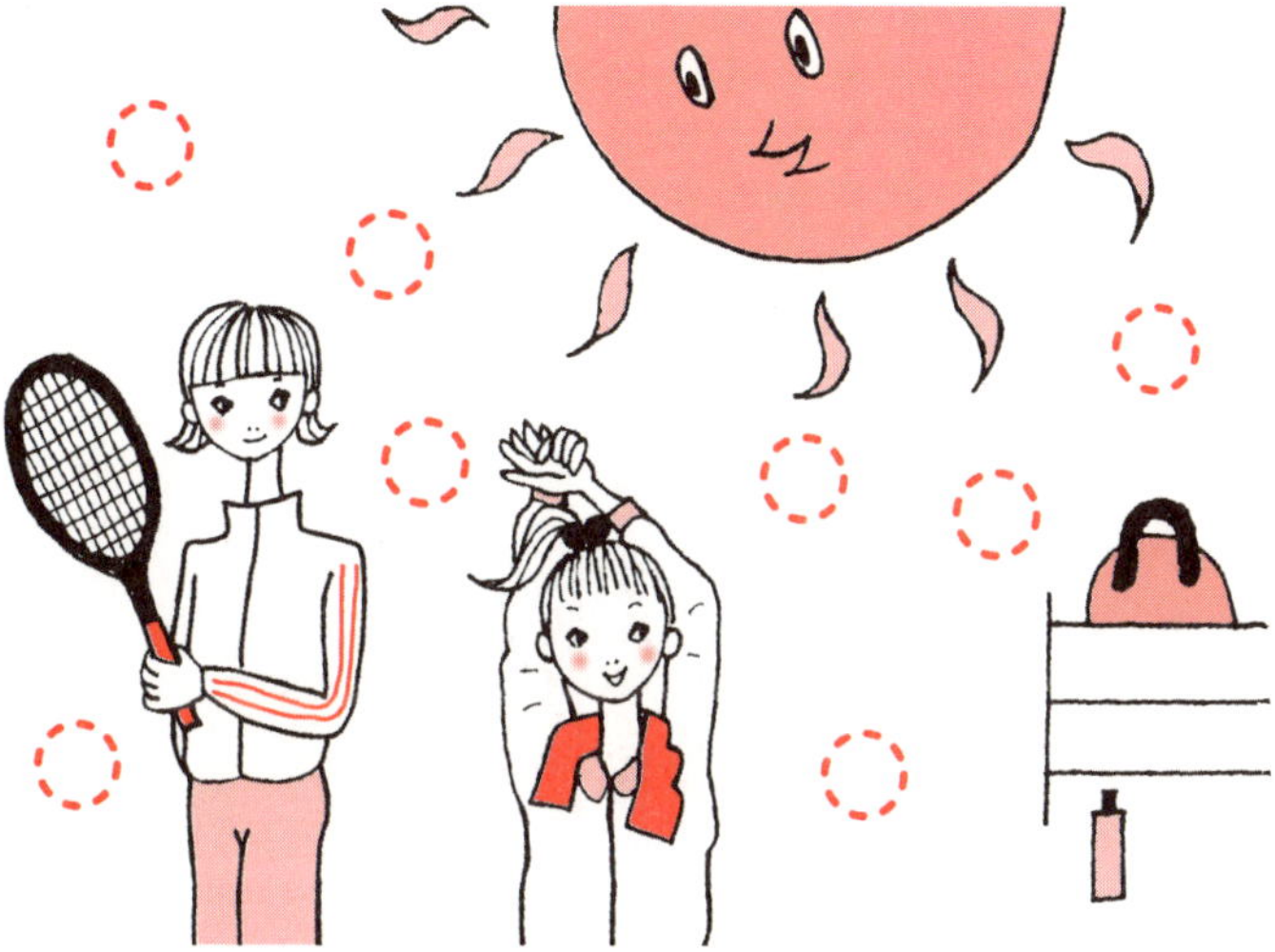

最近は、紫外線の被害ばかりがクローズアップされる傾向にありますが、どんな生き物にも太陽の刺激は欠かせません。とくに子どもの場合、成長期に適度な紫外線を浴びることは、体づくりの基本なのです。要するに、学校へ行く以外はずっと家に閉じこもって、ゲームや勉強ばかりしているような〝もやしっ子〟は、丈夫に育つはずがないのです。物理的刺激に弱い人間は、精神的刺激にも弱くなります。現在は健康に見えても、将来的にはちょっとしたストレスで、あっという間に健康を損なうことになりかねません。

「ストレス」だけでなく「過保護」も「万病のもと」であることを、親はしっかり理解しておきたいものです。

COLUMN

ツメもみマッサージでゴルフが上達する！

最近は若い女性のなかにもゴルフを楽しむ人たちが増えてきたようです。趣味として楽しんでいる人もいるでしょうし、「うまくなりたい」と思いながら日夜レッスンに励んでいる人もいることでしょう。

ゴルフでは、ドライバーなどの飛距離を重視した動作と、アプローチやパターのように、微妙な距離感や繊細さが要求される動作があります。ミスショットの原因は、技術やメンタル面の問題などさまざまな要素が複合している場合が多いので、必ずしも「体力や運動不足による疲労が原因」とは断定できませんが、後者の動作に関する凡ミスなどは、本人も気づかない程度のわずかな疲労によって誘発された可能性がないとはいえません。

微妙な筋肉のコントロールが必要とされる状況下では、疲労がたまって自分の意志どおりに身体が反応しなくなることもあるのです。ある程度の運動を継続していると、全身の血行が悪くなって体内に乳酸が蓄積され、筋肉が硬くなって思うように身体が動かなくなってきます。これは、交感神経が強くはたらいているためです。交感神経の緊張をほぐして血流をよくしてやれば、蓄積した乳酸が代謝《たいしゃ》され、微妙な筋肉の動きをもとどおりにすることが可能です。そのためには、ツメもみが有効なのです。

このツメもみ療法を応用した「爪もみトレーニング」を、巨人軍の桑田投手や上原投手などが実践しています。桑田投手は「指先の感覚が敏感になり、勝負場面での緊張を解き、疲労回復の効果もある」と、その優れた効用を認めています。今やスポーツ界でも、密かな〝ツメもみブーム〟が起こっているのです。

ゴルフではとくに、ラウンドの後半ではショットやパットが乱れやすい、アプローチの距離感などがくるってくるなどの問題を抱えている方は、ぜひツメもみをお試しください。

第6章

ツメもみのしかた

刺激する場所

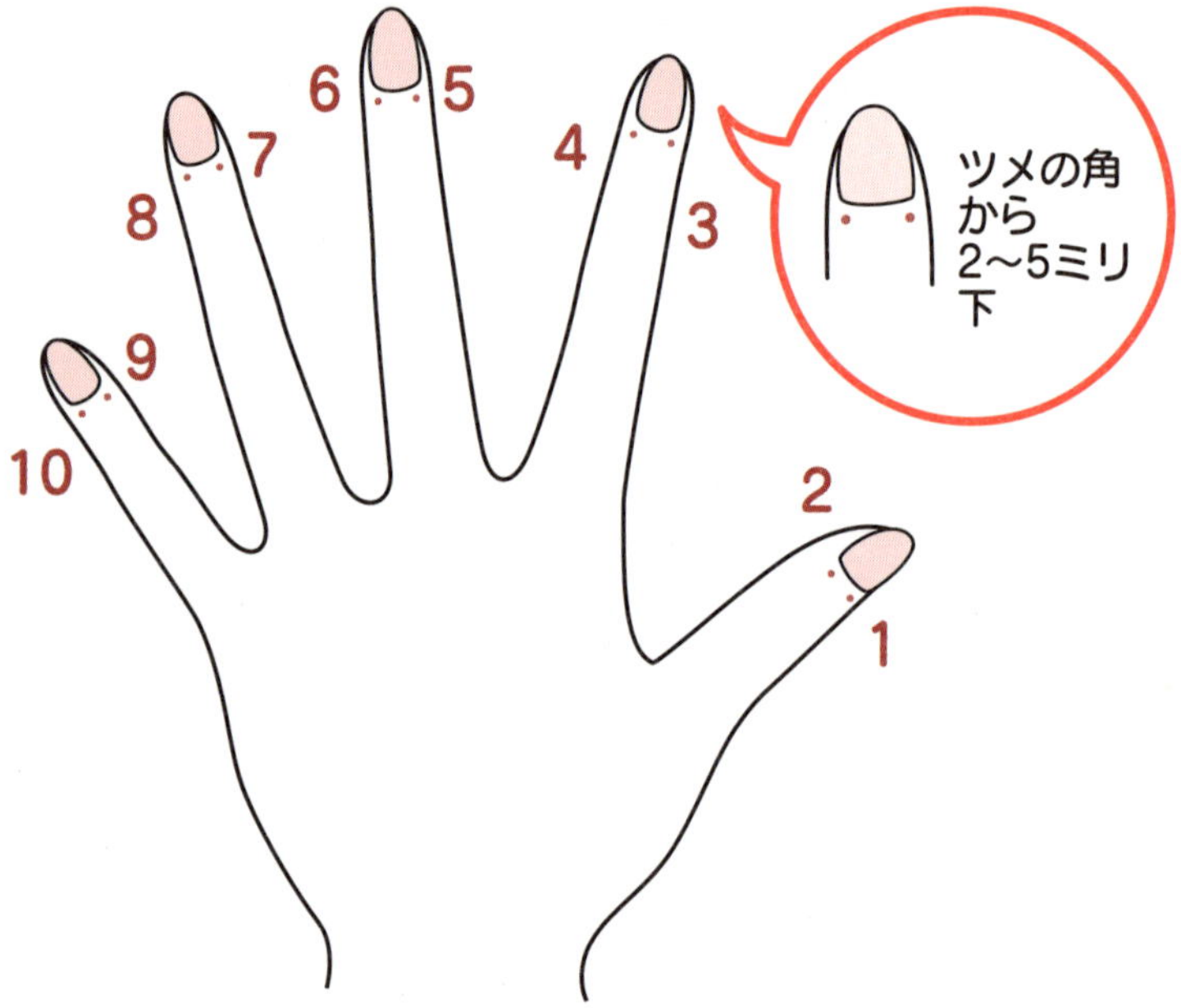

基本的に薬指はもまない

手の指のツメの生えぎわにある左右の角から2〜5ミリ下をもみます。わかりやすいように親指の外側から順番に、1・2（親指）、3・4（人差し指）、5・6（中指）、7・8（薬指）、9・10（小指）と番号をつけています。このうち、7・8（薬指）は交感神経を刺激してしまうので、基本的には刺激しません。

刺激のしかた

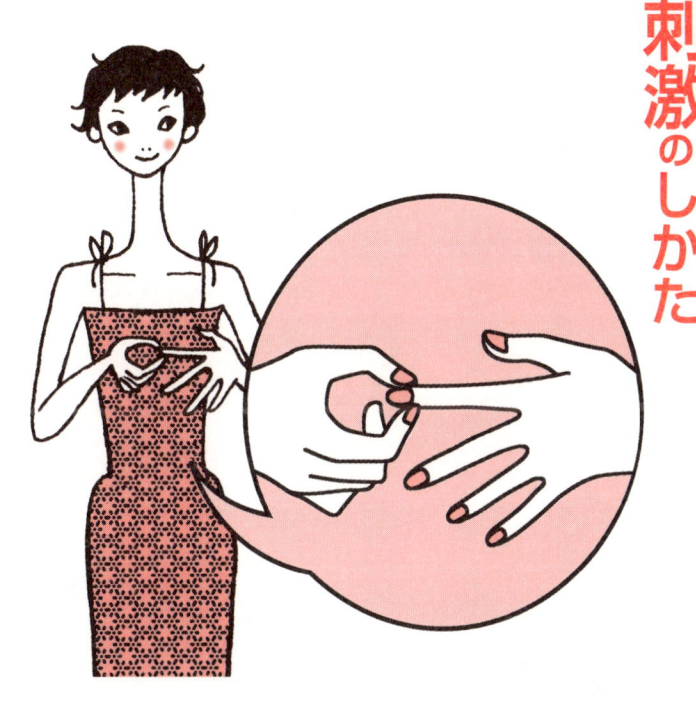

1 ツメの生えぎわの角を、反対側の親指と人差し指で両側からつまみ、痛いくらいの強さで一〇秒間、力を加えます。あまり厳密な位置にこだわらなくても、刺激は十分伝わります。

よりポイントをしぼった刺激をするには、もむ代わりにツメを立てて刺すように刺激してもよいでしょう。

2 両手の親指、人差し指、中指、小指を一〇秒ずつ刺激します。自分の症状に対応する指（一二二〜一二三ページ参照）は、二〇秒ずつ刺激しましょう。

とくに順番はありませんので、刺激しやすい指からもんでください。

薬指以外の指をひととおり刺激しても、全部で二分以内ですみます。

刺激の強さ

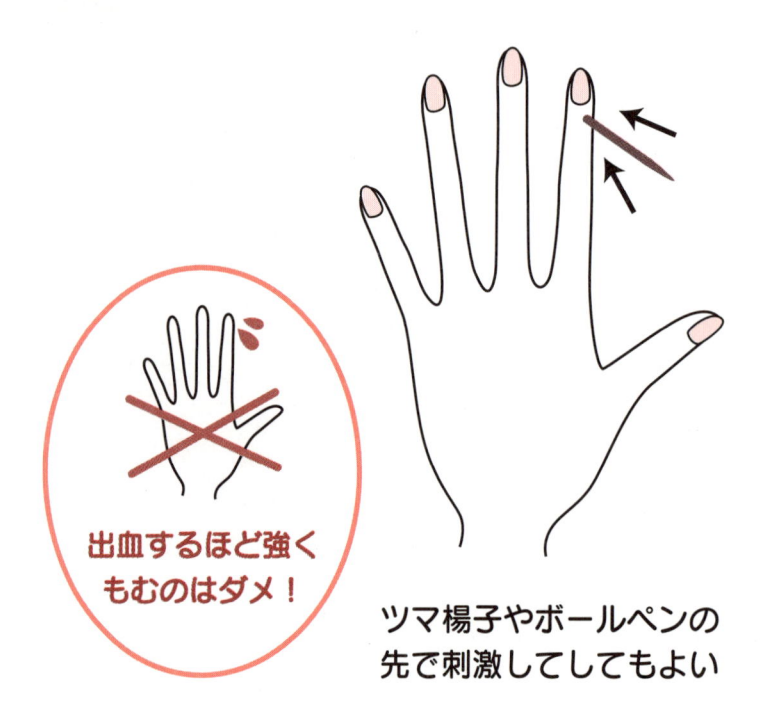

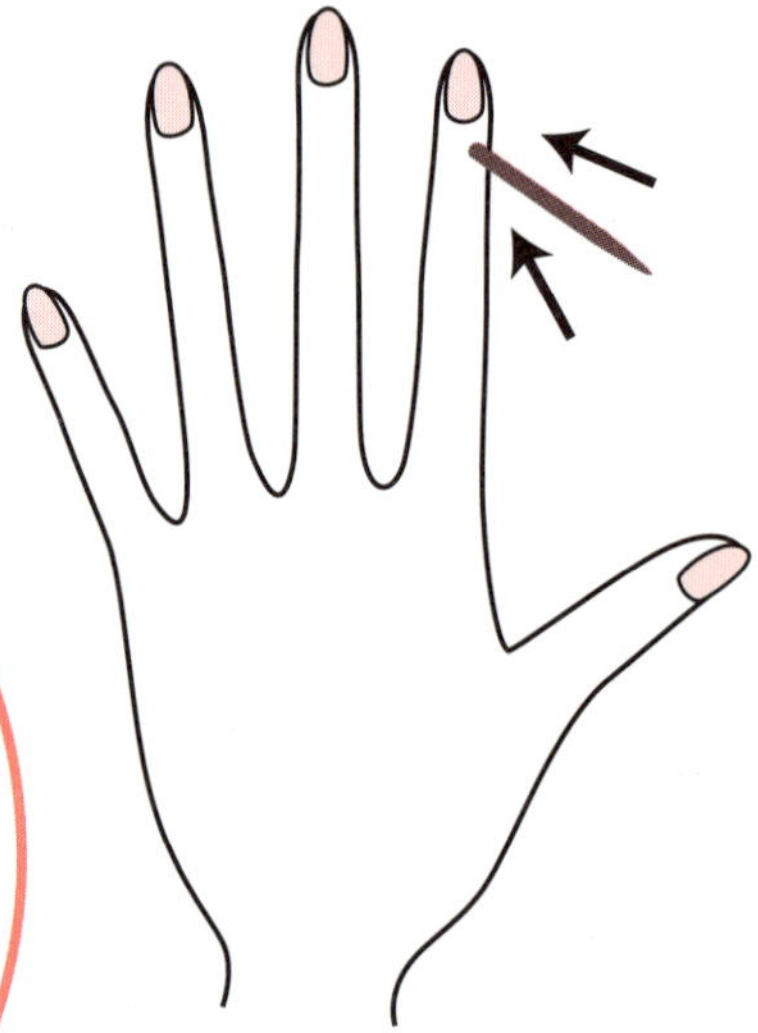

ツマ楊子やボールペンの
先で刺激してしてもよい

指先にある程度力を入れ、自分で「痛いな」と感じるくらいにギュッとつまんで刺激します。ツメを立てて軽い痛みを感じる程度にもむとよいでしょう。つまんで刺激するのがやりにくい場合は、ツマ楊枝《ようじ》やボールペンの先で刺激してもかまいません。ただし、出血するほど強くもんではいけません。

もむ回数

　薬と違って副作用はありませんが、あまりやりすぎるのもよくありません。一日二～三回を目安にしてください。一日五回も行うのは多すぎます。

　もむ時間帯に決まりはありませんが、自分の生活に合わせてもむ時間を決めてもよいでしょう。疲労感や精神的緊張を感じたときに行うと、その場で交感神経の緊張がゆるんで副交感神経が優位になり、脈がゆっくりになってリラックスできます。不眠に悩む人は寝る前に行うと、気持ちよく眠れるでしょう。

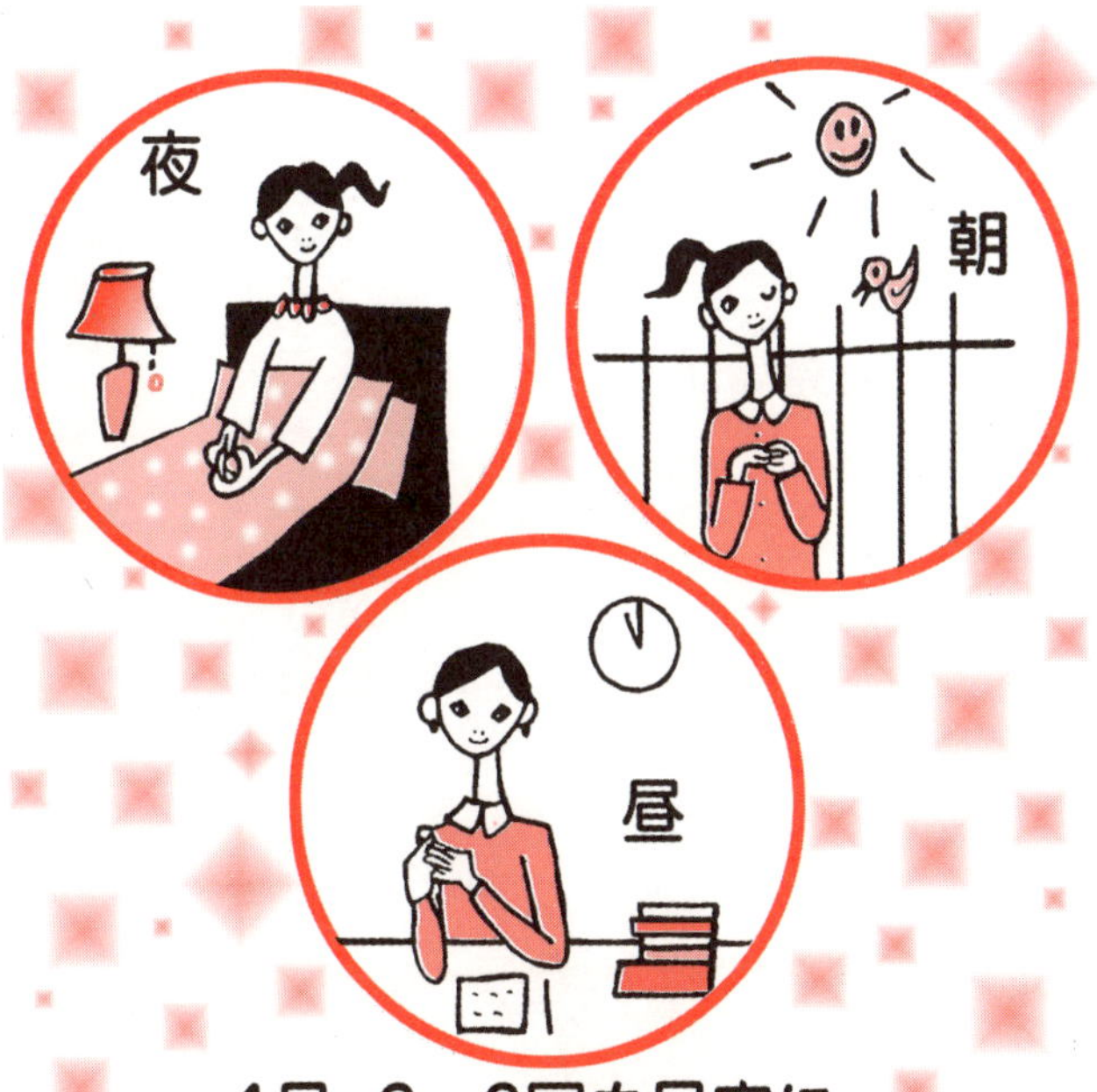

1日　2～3回を目安に

nail*massage

ツメもみを習慣にするには

ツメもみは非常に簡単な方法なので、いつでもどこでも短時間でできますが、最初のうちはついついもむのを忘れることもあるでしょう。ツメもみを習慣化するためには、ちょっとした心がけが必要です。

電車のなかで

仕事や学校への行き帰りの時間を有効利用。その日のストレスはその日のうちに解消しましょう。

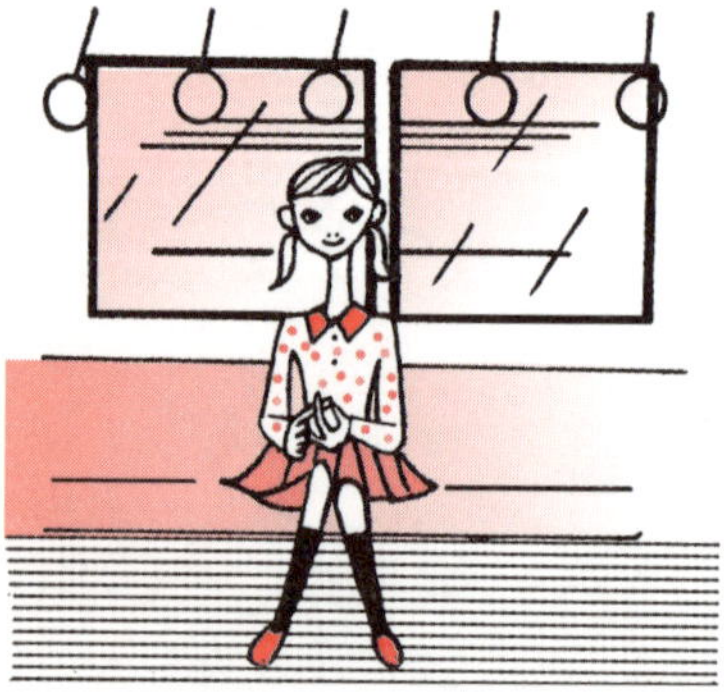

テレビを見ながら

自宅でのんびりじっくりツメもみができる時間帯です。ソファでくつろぎながら、心身ともにリラックスしましょう。

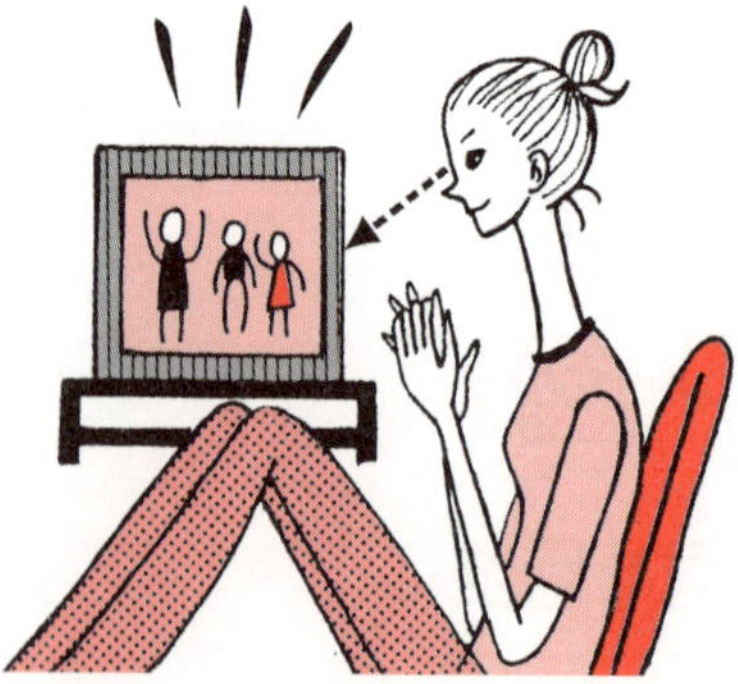

仕事中にも時間を決めて

仕事が忙しいときこそ、意識的にきちんと休憩時間をつくり、その間にツメもみやストレッチをして心身をリフレッシュ。

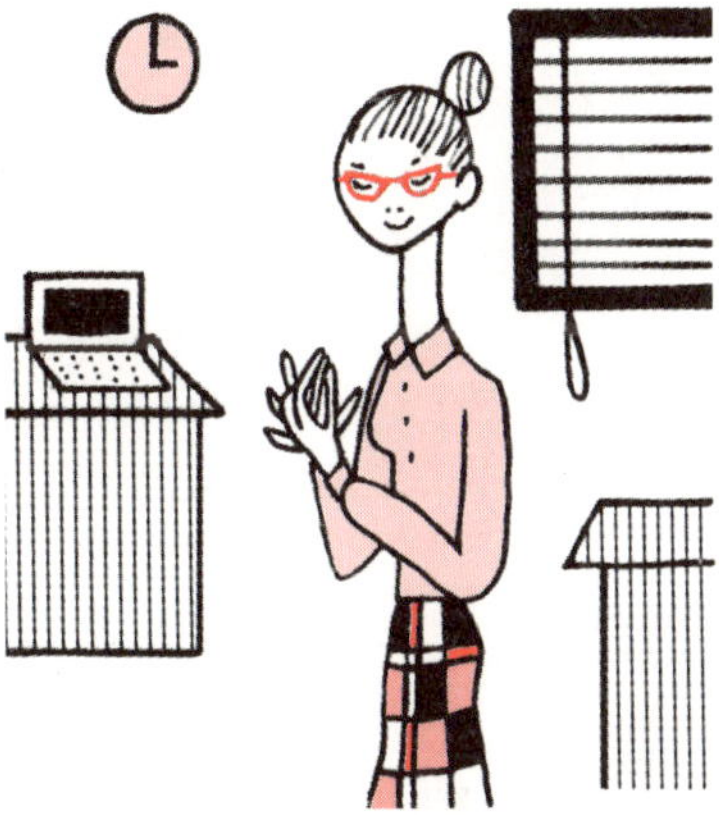

お風呂に入りながら

湯船につかっているとき、ツメもみを行うとさらに血液循環がよくなります。

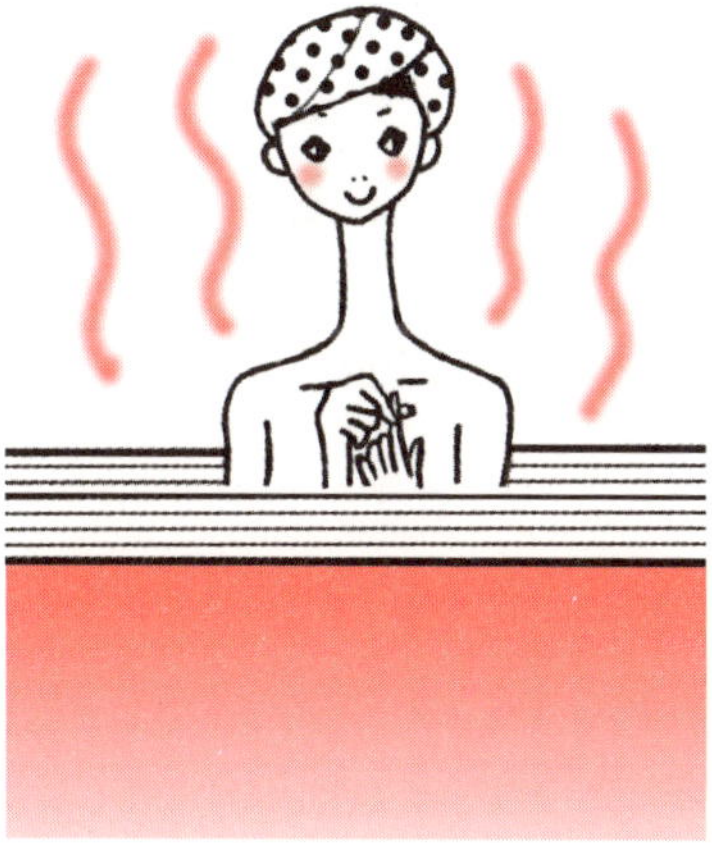

寝る前、ふとんのなかで

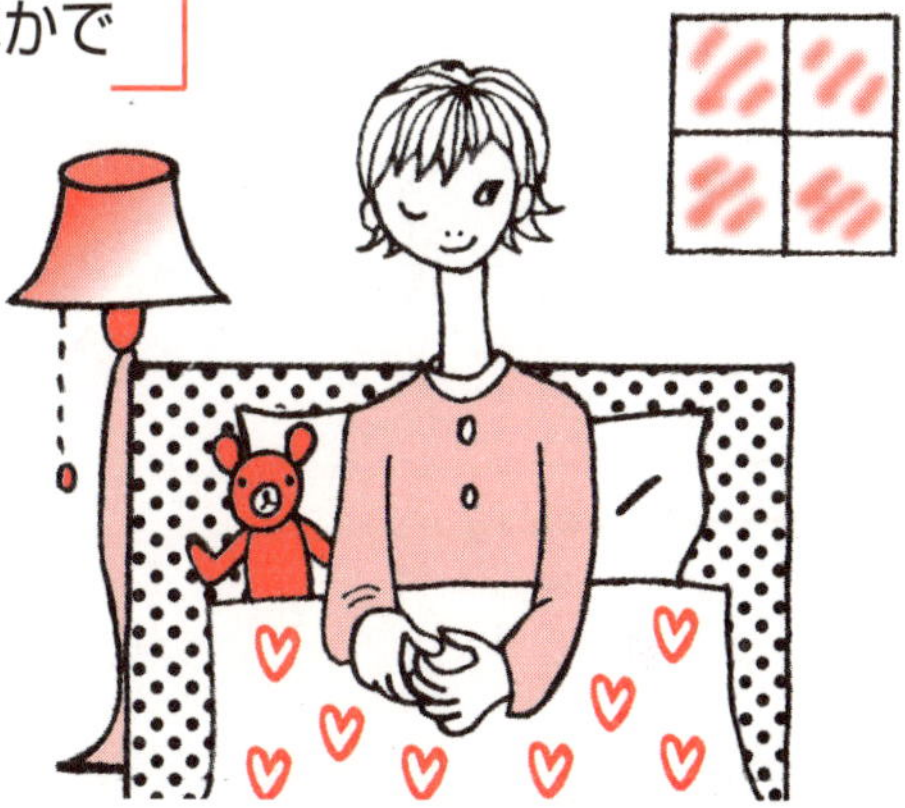

不眠気味の人は、ふとんのなかでツメもみすると、自然な眠りに入れるようになります。

症状別

ツメもみのしかた

nail*massage

20秒刺激

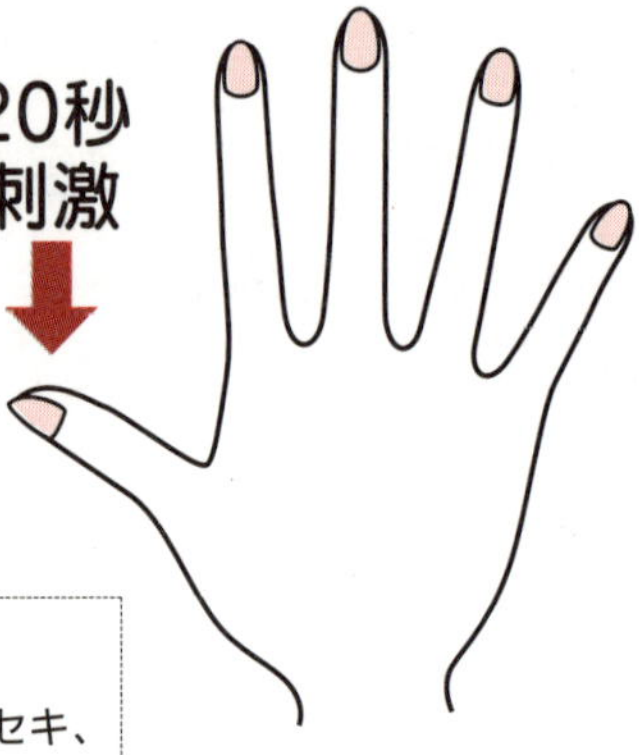

●親指

アトピー性皮膚炎、セキ、気管支ぜんそく、リウマチ、ドライマウス、円形脱毛症、ガンなど。

20秒刺激

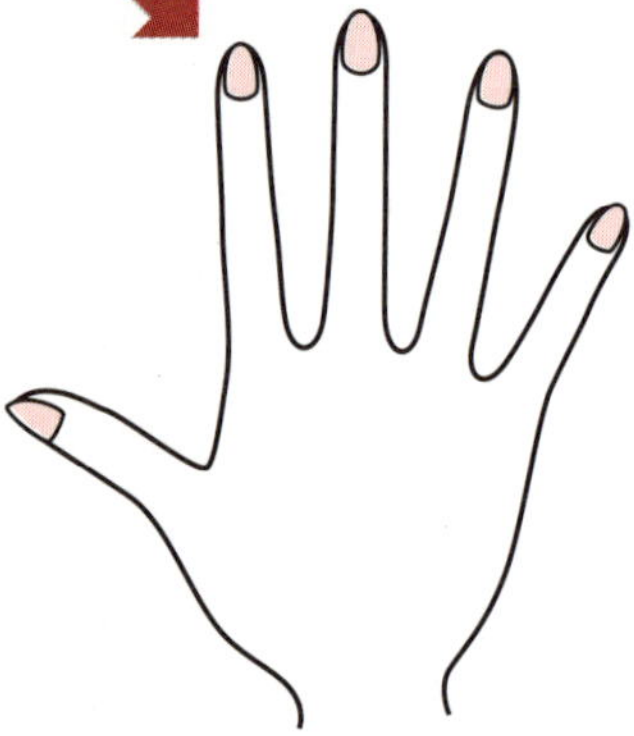

●人差し指

潰瘍《かいよう》性大腸炎、クローン病、胃・十二指腸潰瘍、胃弱など。

親指は肺などの呼吸器、人差し指は胃や腸などの消化器、中指は耳の症状、小指は心臓や腎臓などの循環器に効果があります。

自分が治したい症状・病気に対応する指は二〇秒ずつ、他の指は一〇秒ずつ刺激しましょう。

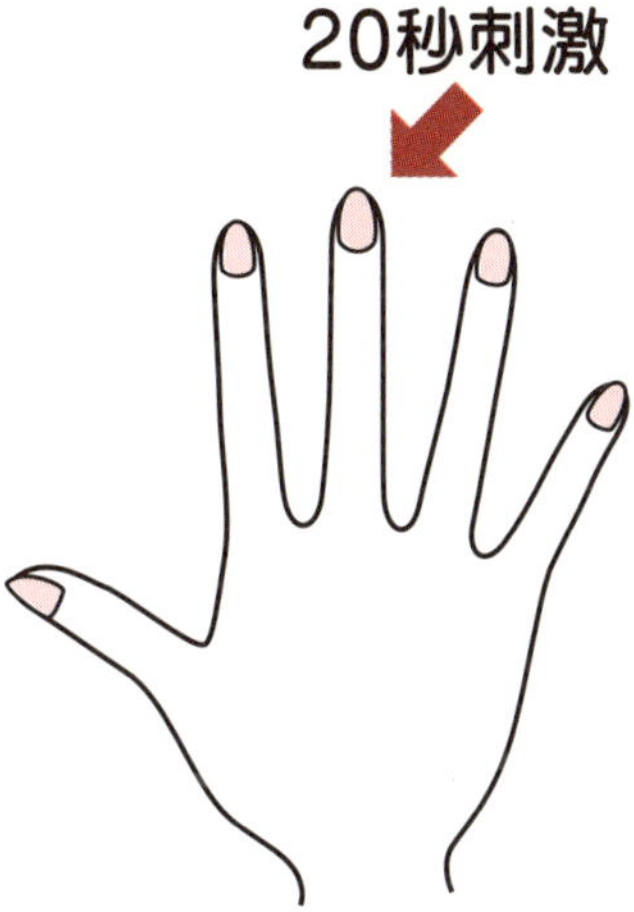

●中指

耳鳴り、難聴など。

自分が治したい症状が複数ある場合には、いちばん悩んでいる症状に対応する指を、二〇秒ずつもんでください。

ツメもみ療法で症状がおさまった場合や、病気を予防したい場合は、薬指以外の指を一〇秒ずつもむとよいでしょう。ツメもみ療法は、一生続けていくことをおすすめします。

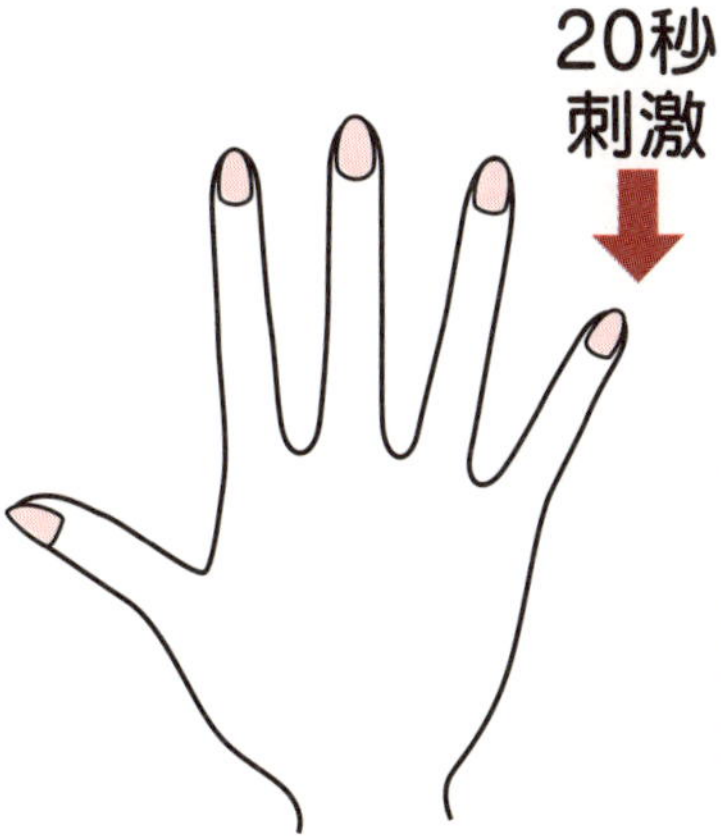

●小指

肥満、子宮筋腫、子宮内膜症、更年期障害、脳梗塞《のうこうそく》、ボケ、パーキンソン病、物忘れ、不眠、メニエール病、高血圧、糖尿病、肩こり、腰痛、疲れ目、ドライアイ、老眼、動悸《どうき》、頭痛、腎臓病、頻尿《ひんにょう》、肝炎、手足のしびれ、顔面神経マヒ、自律神経失調症、不安神経症、うつ状態など。

薬指のツメもみがダメなわけ

nail*massage

交感神経が優位な場合は、手の親指、人差し指、中指、小指のツメの生えぎわを刺激すると、副交感神経のはたらきが促進されます。逆に副交感神経が優位な場合は、薬指のツメの生えぎわを刺激すると、交感神経が活発になります。こうして自律神経のはたらきを調整すると白血球の比率が整えられ、血液循環もよくなり、結果的にあらゆる病気・症状が快方に向かうのです。

とはいうものの、現在の自分はどちらの神経が優位なのか、各人の感覚だけでは判断できません。しかし、ストレス社会に生きる現代人は、基本的に交感神経が緊張状態にあると考えて間違いないのです。ですから、ツメもみ療法に用いるのは、親指、人差し指、中指、小指の四本です。

ただし、採血して白血球の比率を調べた結果、副交感神経が優位になってリンパ球が過剰に増加した人も、少数ながら確かに存在します。この場合は、薬指を加えた五本すべての指を刺激することになります。とくに生理痛や肩こりのケースで、薬指を軽くもんでも強い痛みを感じるような場合は、副交感神経が優位になっていると考えられます。そんなときは、薬指も一回くらいもんでください。

また、以下の症状が出た場合には、薬指をもむとすみやかに症状が改善されます。

1　しゃっくりが止まらないとき
2　眠気がなかなかとれないとき

ツメもみQ&A

Q なかなか効果があらわれない。ホントに効くの？

早い人であれば、ツメもみをはじめたその日から効果があらわれます。一般的に、一カ月目くらいから症状が改善されていくのが実感できるケースが多いようです。効果がなかなかあらわれない場合でも、最低三カ月はツメもみを続けてみてください。

Q ツメもみをしたら症状が悪化した。副作用じゃないの？

ツメもみをすると、人によっては一時的に症状が悪化する場合があります。これは副作用ではなく、病気がよくなる前の生理的な反応ですから心配いりません。このとき、ツメもみ療法をやめると、症状はもとに戻ってしまいます。根気よく続けていると、だんだん症状が改善してくるのが実感できるでしょう。

Q ツメもみすると手がポカポカするけど、大丈夫？

ツメもみを行うと、「手がポカポカしてくる」という人がいます。これは血流が促進された結果であり、ツメもみが確実に効果を発揮している証拠です。体にとって好ましい反応ですから、気にせず続けてください。

Q 子どものツメもみもＯＫ？

原則として子どもも大人と同じように刺激して問題ありません。子どもの場合も、体調不良の背景になんらかのストレス要因が認められるようなら、積極的にツメもみを取り入れて自律神経のバランスを整えることが、病気や症状の改善につながります。

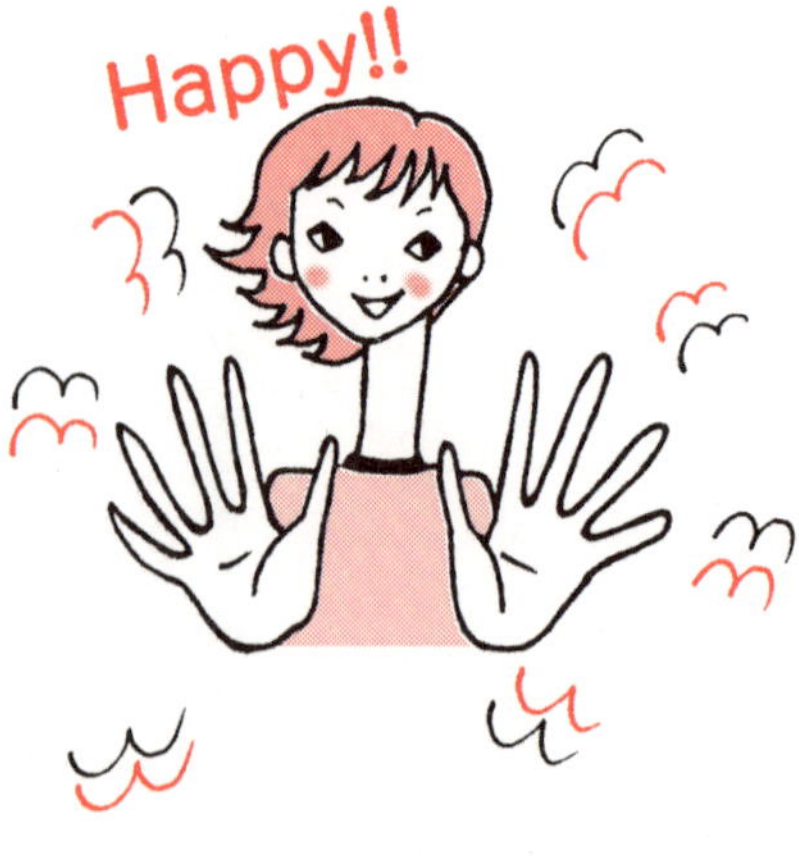

足のツメもみ方法

nail＊massage

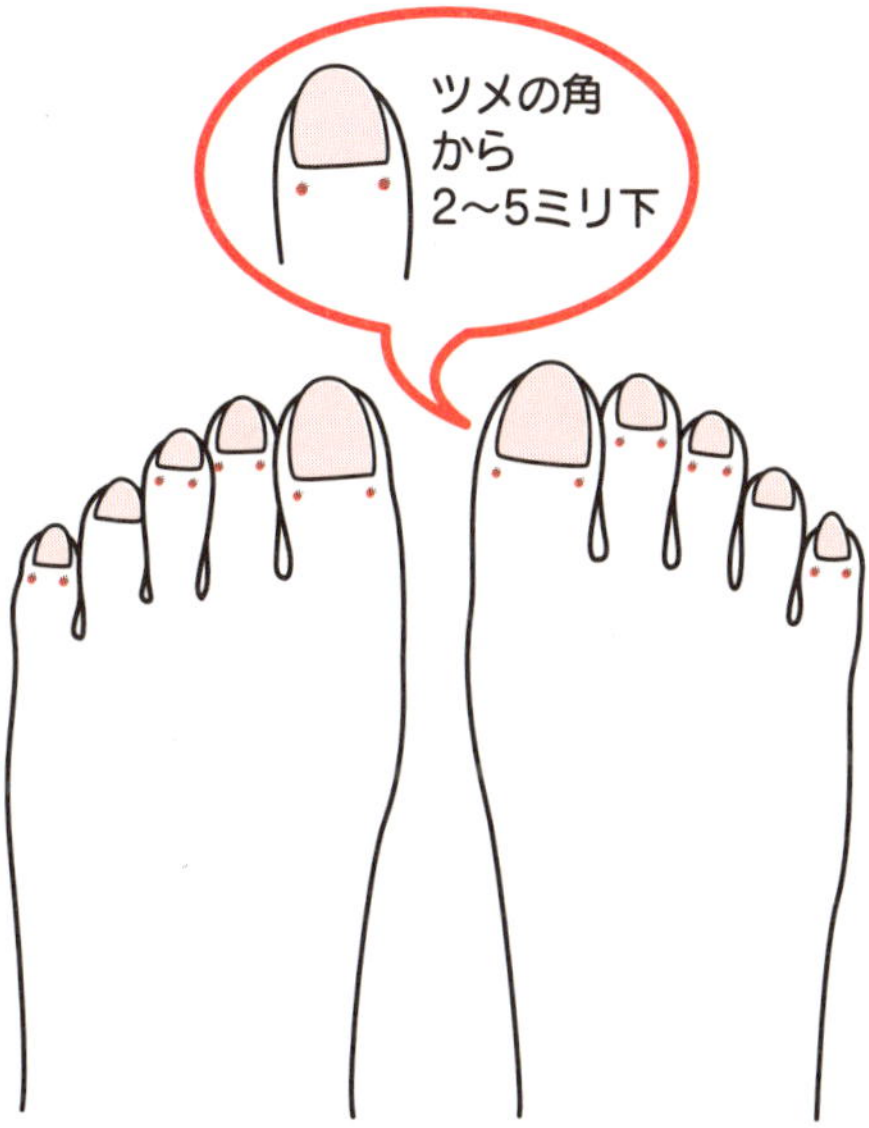

手のツメだけでなく足のツメも同様にもむと、自律神経の調整効果がさらに強化されます。下半身、とくに足腰や腹部の症状を改善したい人は、手だけでなく、足のツメもみも行うようおすすめします。

1　刺激する指

親指、第二指（手の人差し指に当たる）、第三指（手の中指に当たる）、小指のツメの生えぎわを刺激します。第四指（手の薬指に当たる）は手の場合と同じく、基本的には刺激しません。

2　刺激する場所

刺激するのは、ツメの生えぎわの両角から、二〜五ミリほど下がった場所です。ただし、厳密な場所にこだわらなくてもかまいません。

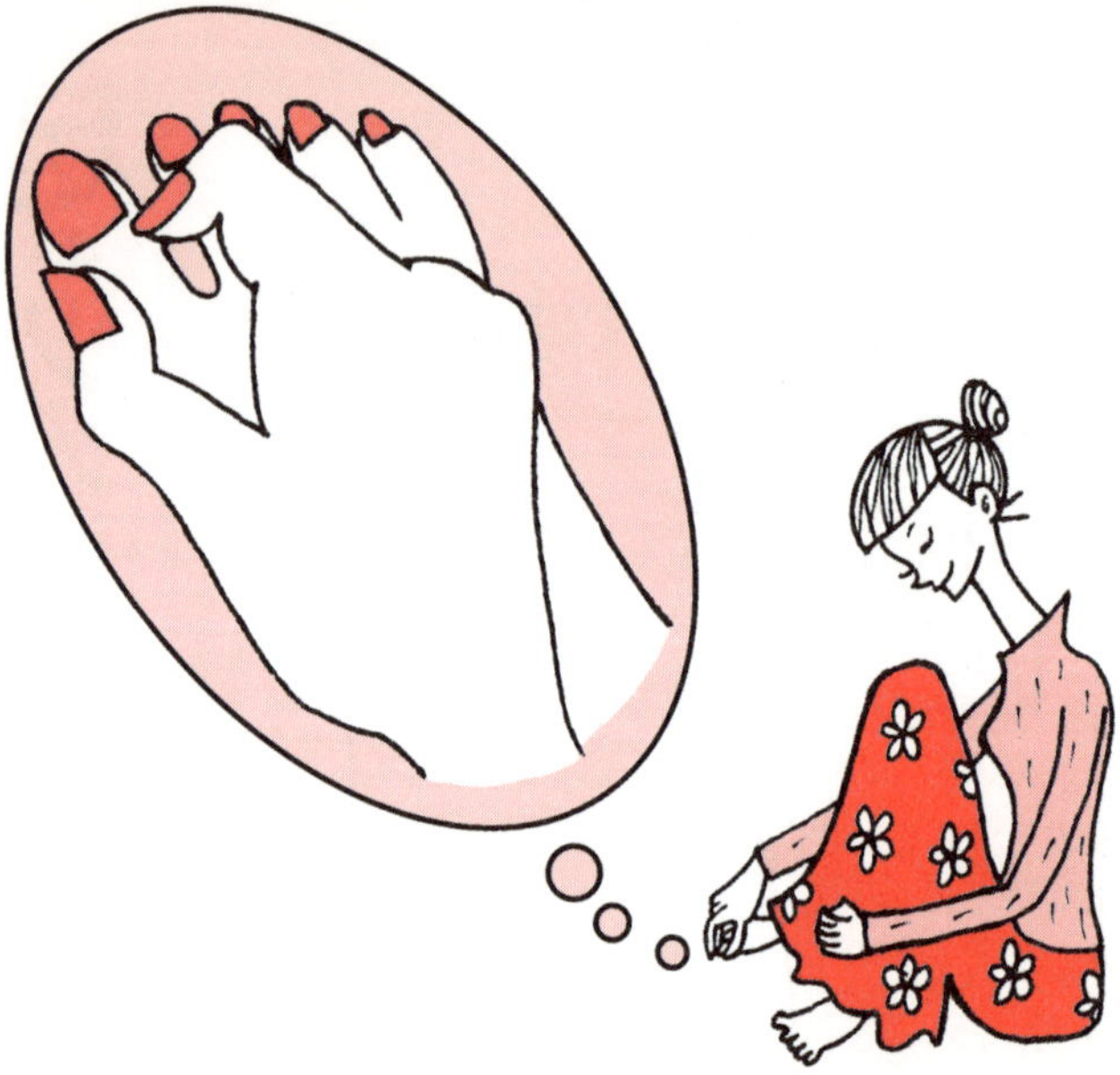

3　刺激のしかた

使いやすいほうの手の親指と人差し指で足指を両側からつまみ、一〇秒間力を加えます。

4　刺激の強さと長さ

手のツメもみと同様に、「痛いな」と感じるくらい力を入れましょう。軽い刺激ではあまり効果はありません。かといって、うっ血するほど強く押してはいけません。

また、とくに痛みを感じる指は、やや長めに二〇秒くらい押すとよいでしょう。これらのツメもみを、一日に二〜三回行いましょう。

5　刺激する順番

左右どちらの足から、またどの指からはじめてもかまいません。ただし、必ず、両足とも刺激してください。

6　症状別ツメもみのしかた

どの指をもむとどの症状に効果があるか、は手の指と同じです。一二二〜一二三ページを参照してください。

第7章

ツメもみは
こんな症状にも効果が

頭痛

毎日のように頭痛におそわれ、頭痛薬が手放せない人が多くいます。そういう人はツメもみ療法を行いながら、できるだけ頭痛薬から離れるようにしてください。なぜなら、頭痛薬に含まれる痛み止めの成分が、プロスタグランジンの生成をおさえるからです（第5章九一〜九三ページ参照）。プロスタグランジンには、知覚神経を過敏にし痛みを起こすはたらきがありますが、同時に血管を拡張するはたらきもあります。したがって、頭痛薬によってこの物質の生成がおさえられるとますます血行が悪くなり、交感神経が優位になって、頭痛がかえってひどくなったり胃腸障害を起こす場合があります。

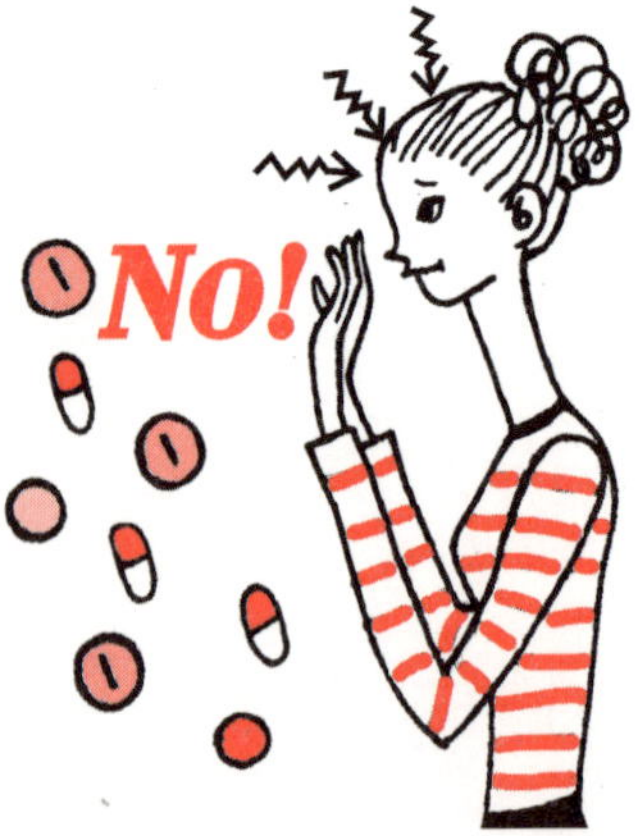

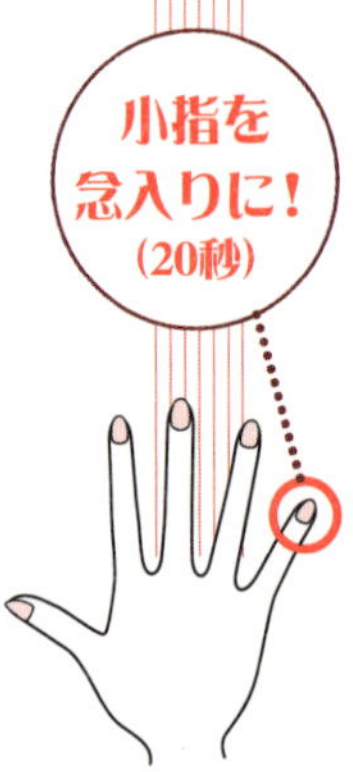

頭痛を根本的に治すには、精神的な安定と、全身の自律神経系のバランスを保つことが必要です。そのため、ツメもみ、とくに小指のツメもみが有効です。

胃弱

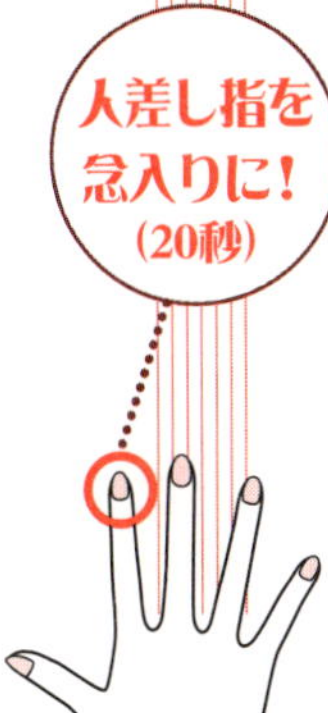

もともと胃の弱い人が、強いストレスを受けるなどして自律神経失調症になると、その症状のひとつとして神経性胃炎や急性胃炎、胃アトニー（胃無力症／胃壁の筋肉がゆるんで無力化し、胃のはたらきが弱まった状態）などを起こしやすくなります。

自律神経の失調によって交感神経が緊張すると、胃の運動が低下して胃の内容物がとどこおり、胃の血流が悪くなって胃粘膜の抵抗力を弱めます。一方、副交感神経が緊張すると、胃液の分泌が異常に多くなり（胃酸過多）、ぜん動運動が活発になります。いずれの場合にも、食欲減退、胃痛、胸やけなどの症状があらわれます。

このような症状を改善するには、ツメもみ療法がたいへん効果的です。とくに人差し指と両足の第二指を念入りにもみましょう。そのほか、暴飲暴食を避ける、食後には必ず休みをとってリラックスする、ゆっくりよく噛んで食べる、胃酸の分泌をうながす刺激物（コーヒーやタバコなど）をとらないなど、胃に負担をかけない食生活を心がけましょう。また、精神的にゆとりをもつことも大切です。

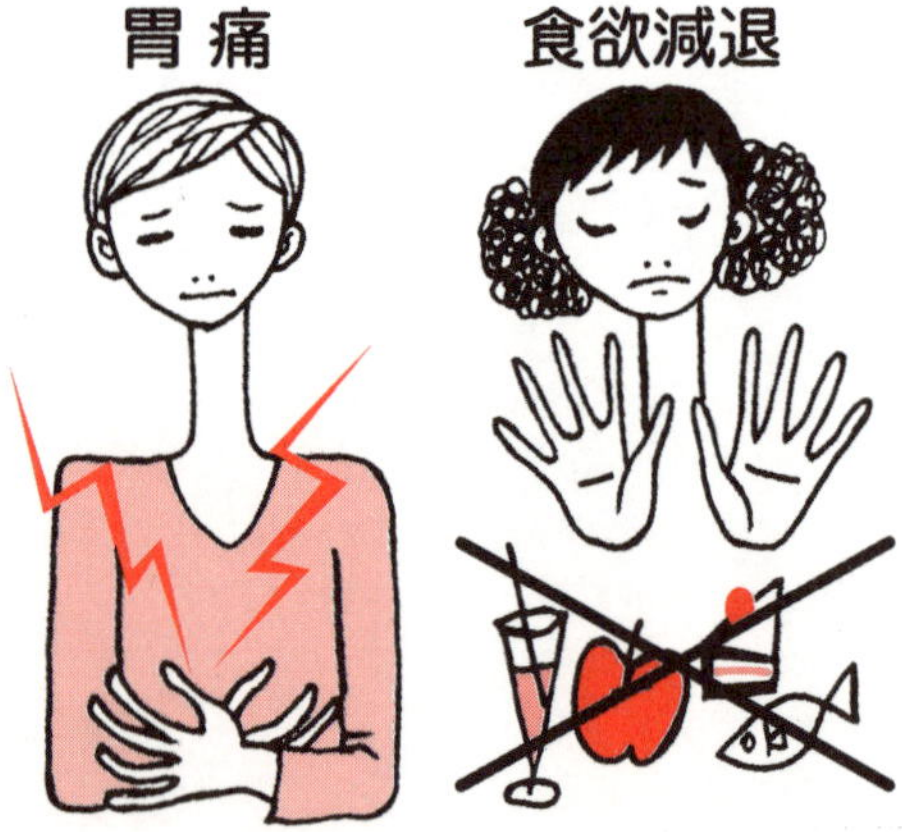

視力回復

ツメもみ療法で視力がよくなることは、決して珍しくありません。なぜなら、目も体の一部であり、目の血液循環がよくなればその機能も高まるからです。

目の機能をカメラにたとえると、レンズに相当する水晶体、絞りに相当する虹彩《こうさい》、フィルムに相当する網膜《もうまく》などから形成されています。これらの組織がきちんとはたらけば、網膜に像が正確に結ばれてよい視力が得られます。目の血液循環がよければ、これらの組織は正常にはたらくのです。

これまでにも、「ツメもみ療法で視力が回復した」「目が疲れにくくなった」という声が多

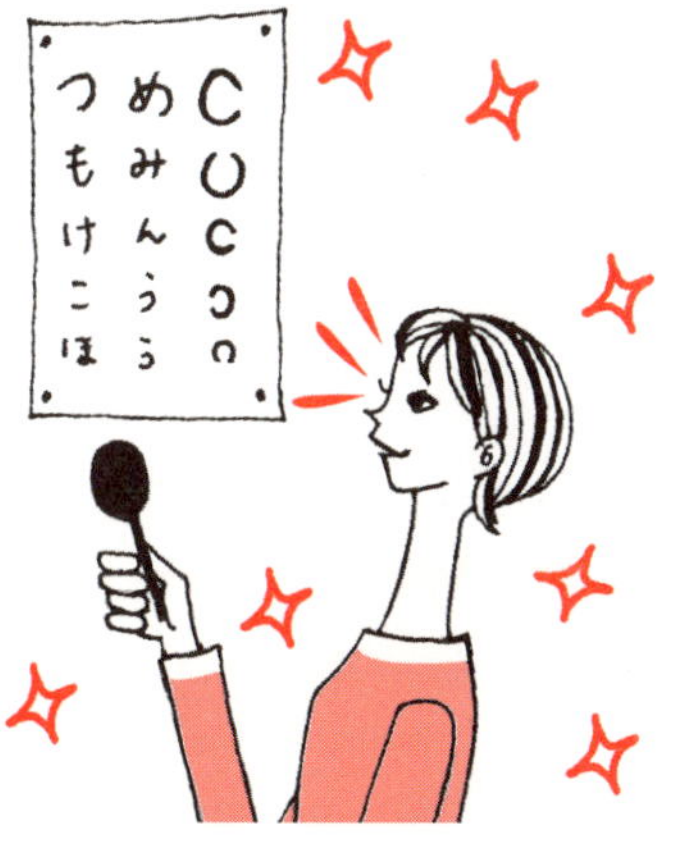

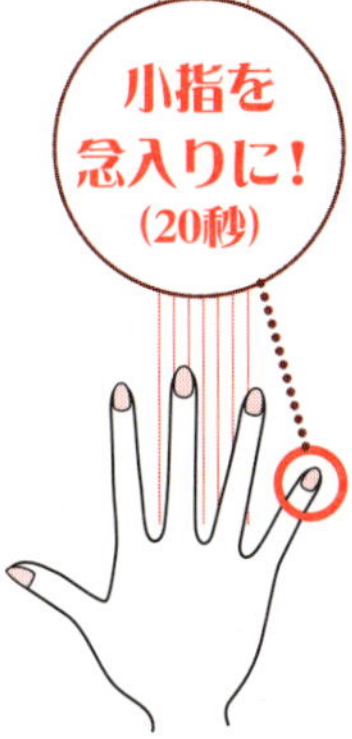

数寄せられています。とどこおっていた血流がツメもみによってうながされ、目の血液循環がよくなったからでしょう。この場合、小指と足の親指・第二指を念入りにもむとよいでしょう。

更年期障害

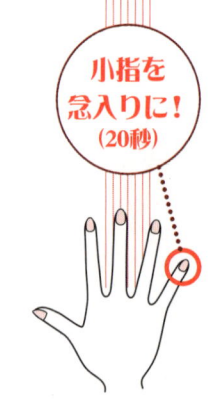

女性が老年期を迎えるにあたって、それにふさわしい新たな体に生まれ変わる時期（四十代半ば～五十代半ば）を「更年期」といいます。多くの女性はこの時期に閉経を迎えるため、エストロゲン（卵胞ホルモン）やプロゲステロン（黄体ホルモン）などの分泌の乱れに伴って起こるさまざまな身体的、精神的な不調を「更年

期障害」と呼んでいます。
また、近年では二十代から発症する「若年性更年期障害」も増えています。月経不順から無月経となり、早い時期に卵巣のはたらきが停止してしまうために起こります。

更年期障害の症状は、自律神経失調症そのものです。顔のほてり、のぼせ、発汗異常、頭重、頭痛、肩こり、腰痛、不眠、イライラ、息切れ、動悸《どうき》などが起こります。これは、女性ホルモンの作用が自律神経系と深く関連するためと考えられます。

これらの症状は「不定愁訴《ふていしゅうそ》」と呼ばれ、家族（とくに配偶者）の理解が得られないことがストレスとなり、症状が悪化するケースも少なくありません。「更年期障害」に対する理解を家族にうながすとともに、ツメもみ療法を毎日行

女性ホルモン分泌の変化

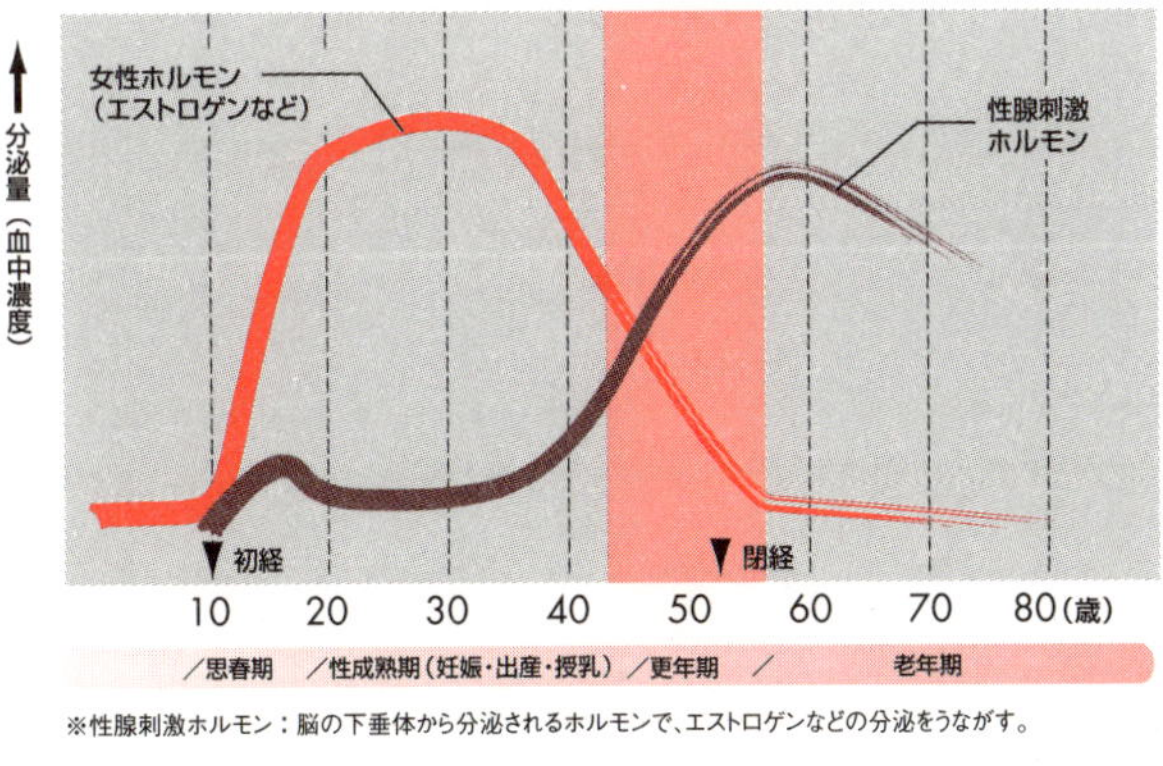

※性腺刺激ホルモン：脳の下垂体から分泌されるホルモンで、エストロゲンなどの分泌をうながす。

って自律神経のはたらきを整えましょう。

全身の自律神経のバランスを整えることにより、多彩な不定愁訴が劇的に改善する、といった事例は多数あります。とくに小指を念入りにもんでください。

不眠、夜間頻尿

自律神経は、私たちの意志とは無関係に消化、血液循環、呼吸、発汗、排泄など、全身のはたらきを調節している神経です。通常、寝ているときは副交感神経が優位になりますが、自律神経のはたらきが乱れると交感神経が優位になって尿異常が起こり、寝ているときでも目が覚めてトイレに行きたくなってしまうのです。

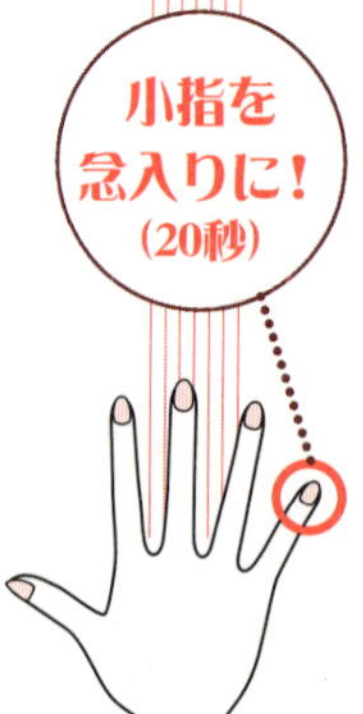

自律神経の乱れは睡眠異常も引き起こします。そして、よく眠れないことが心身にストレスを与え、ますます自律神経が交感神経優位に傾き、症状が悪化するという悪循環を招いてしまうのです。

ツメもみを行うことで、この悪循環を断ち切ることに成功した患者さんはたくさんいます。ツメもみには副交感神経を優位にするはたらきがあり、継続すると、交感神経に傾いていた自律神経を正常化することができます。

とくに小指を念入りにもみましょう。両手の指が終わったら、両足のツメももみましょう（足のツメもみ方法は、第6章一二七～一二八ページ参照）。

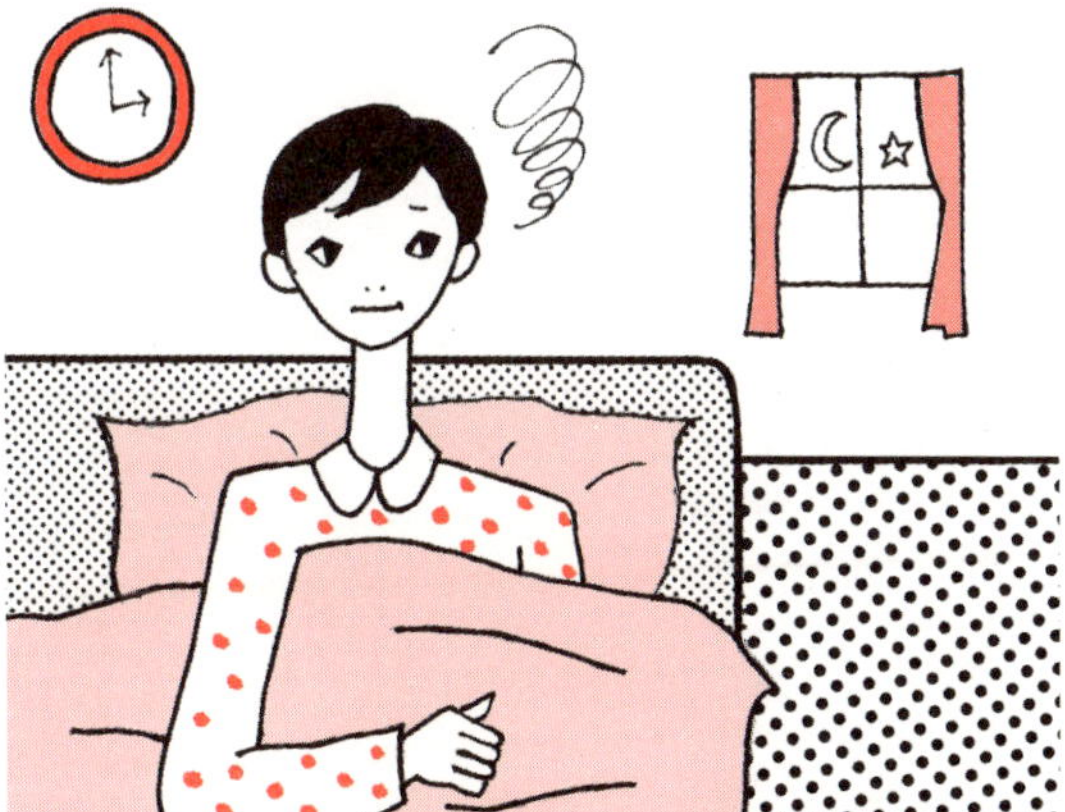

潰瘍性大腸炎

大腸の粘膜に潰瘍《かいよう》（ただれ）ができる病気です。下痢、腹痛、血便、粘液便、発熱、倦怠感《けんたいかん》などの症状を伴います。これらの症状に不安を感じて外出を避ける患者さんが多いのですが、とくにこの病気はストレスが直接的に影響します。気持ちを楽にして、悩みごとや心配ごとなどのストレスをなるべく遠ざけましょう。

また、病院で処方されるペンタサ、サラゾピリン、ステロイド（副腎皮質ホルモン）などの服用は、できるだけやめるようにしたいものです（第5章一一〇～一一一ページ参照）。これらの薬剤は、交感神経を緊張させて顆粒球《かりゅうきゅう》を増やし、活性酸素による組織破壊を促進させるの

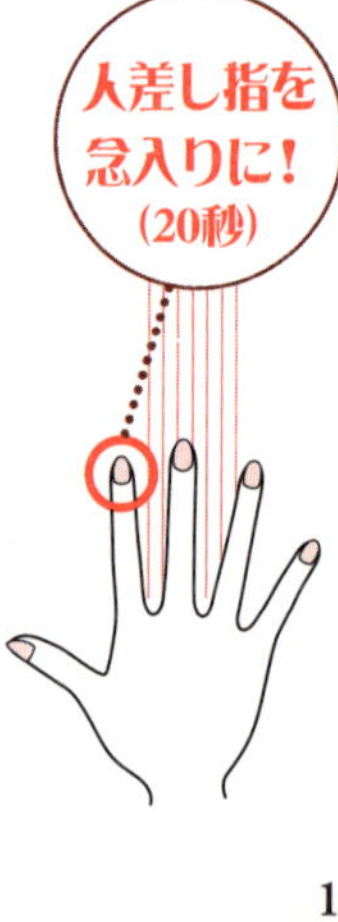

潰瘍性大腸炎患者の顆粒球とリンパ球の状態

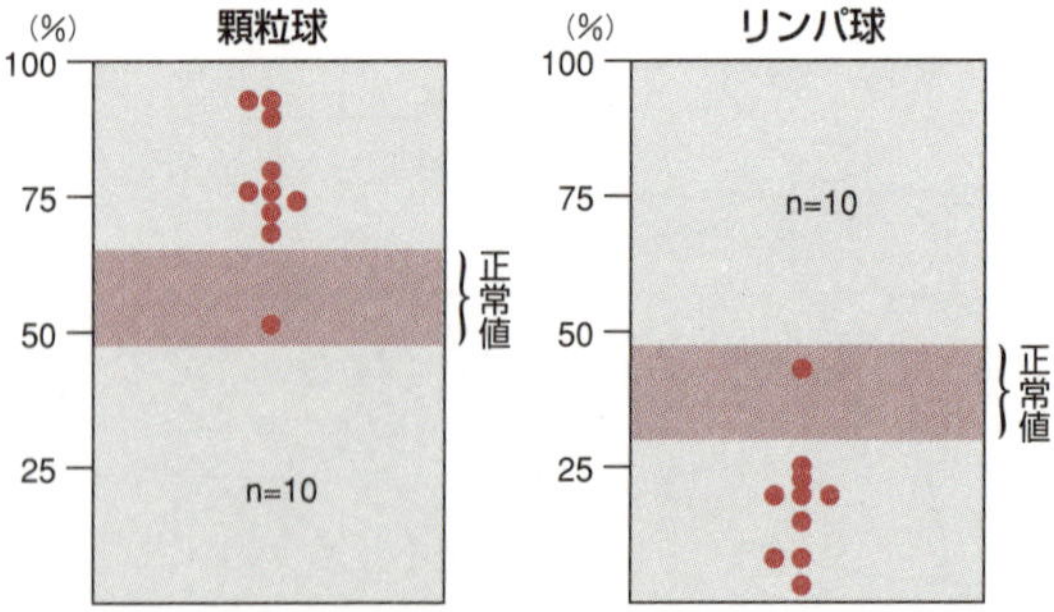

『医療が病いをつくる』（安保徹著、岩波書店刊）より

です。

薬をやめてから二～三日間は、激しい下痢のリバウンドが起こりますが、一週間ほどでおさまります。脱水が起こらないよう、水分を十分に補給してください。ステロイドを断つ場合、一人でリバウンドを乗り切るのはつらいので、医師の管理下で薬をやめましょう。

こうして交感神経を緊張させる要因を取りはらいながら、自分でツメもみを行って副交感神経を優位にすることが大切です。とくに人差し指を念入りにもみましょう。

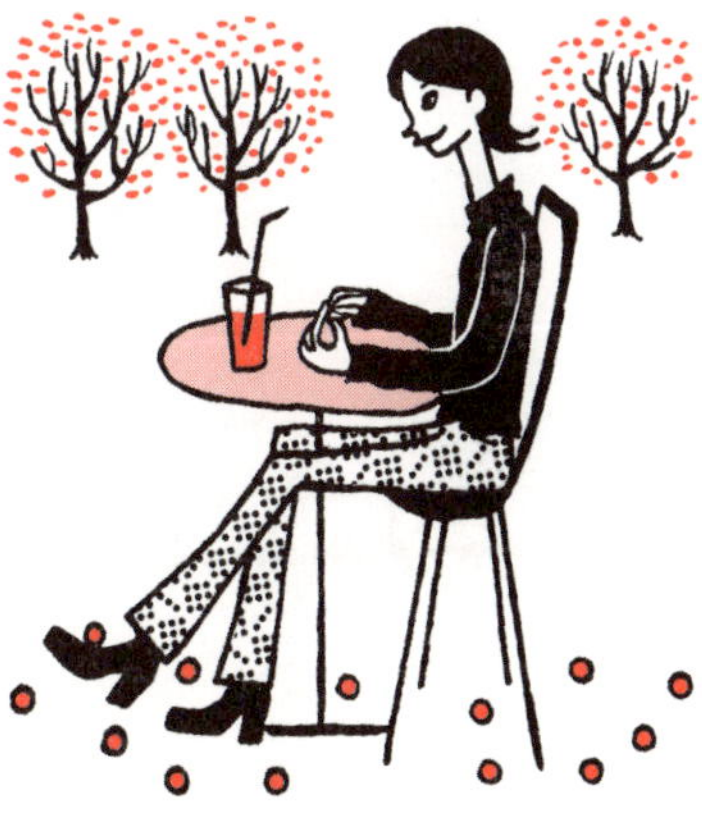

気管支ぜんそく

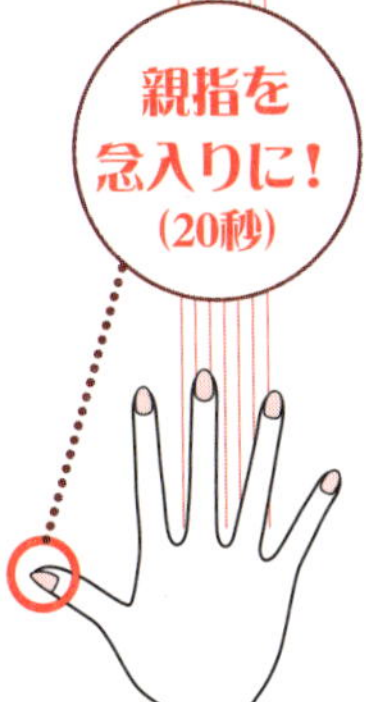

気管支ぜんそくは、いわゆるアレルギー性

（アトピー型）疾患の代表です。ハウスダスト、ダニ、ペット、食物などのアレルゲン（アレルギー反応を起こす物質）をなるべく遠ざけることも重要ですが、心理的要因も大きく影響しています。

もともと気管支（気道）の弱い人が、心理的ストレスを適切に処理できなくなると、自律神経系や内分泌系、免疫系の機能障害をきたすようになります。これこそが、ぜんそくの発症をうながす大きな要因なのです。

「ぜんそくは必ず治る！」と信じて、「薬のいらない生活」を最終目標としましょう。ただし、大きな発作を起こしやすい人の場合、個人的な判断で常用薬を突然やめるのはたいへん危険です。かかりつけの医師と相談のうえ、ツメもみ療法を取り入れながら、じょうずに薬を卒業し

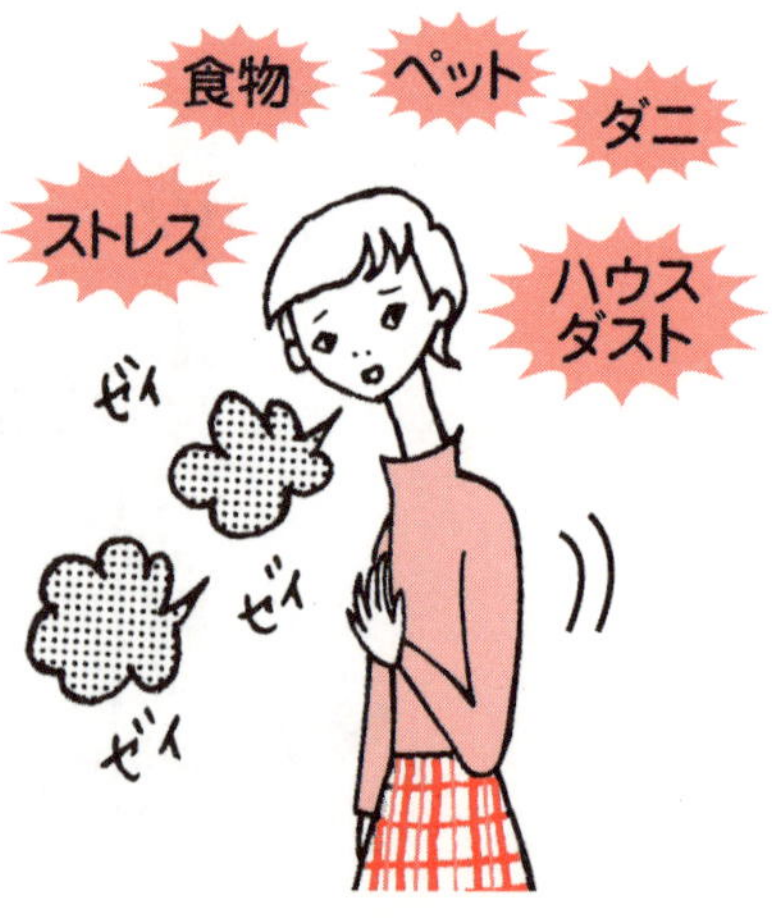

てください。ツメもみでは、とくに親指を念入りにもみましょう。

また、水泳などで無理なく体を鍛えることも大切です。ちょっとしたストレスや感染に負けない心と体づくりを心がけましょう。

ドライマウス

唾液の分泌が悪く、口の中が乾燥しやすいのがドライマウス（口腔《こうくう》内乾燥症）です。唾液の分泌を改善するには、酸味の多いものを食べて唾液の分泌をうながす、よく噛んでものを食べる、鼻呼吸を習慣づけるなどの方法があげられます。同時に、全身の血液循環をよくするために毎日ツメもみをしましょう。

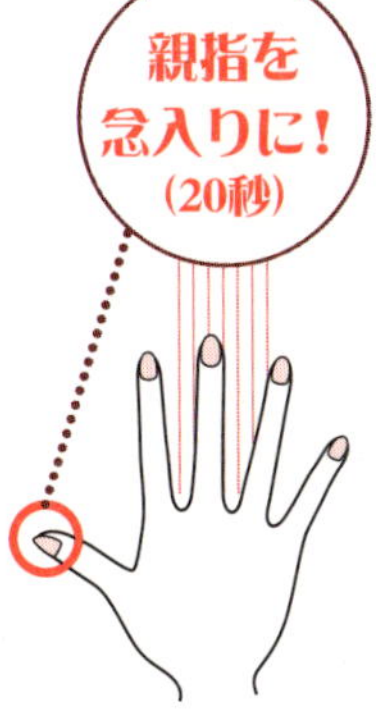

ただし、唾石《だせき》（唾液腺内にできる結石）が原因となるドライマウスの場合には、唾液腺の摘出など別の処置が必要になります。また、ドライアイ（目の乾き）を併発するケースでは、涙腺や唾液腺に原因不明の炎症が起こって機能が低下するシューグレン症候群である可能性も考えられます。

「口の中が乾きやすくて困る」程度であれば、先に述べた方法を自分で実践してみてください。唾液の分泌が悪くて食事すら困難な場合には、まず医師の診察を受けることをおすすめします。いずれにしてもツメもみは毎日欠かさず行いましょう。とくに親指を念入りにもむようにしてください。

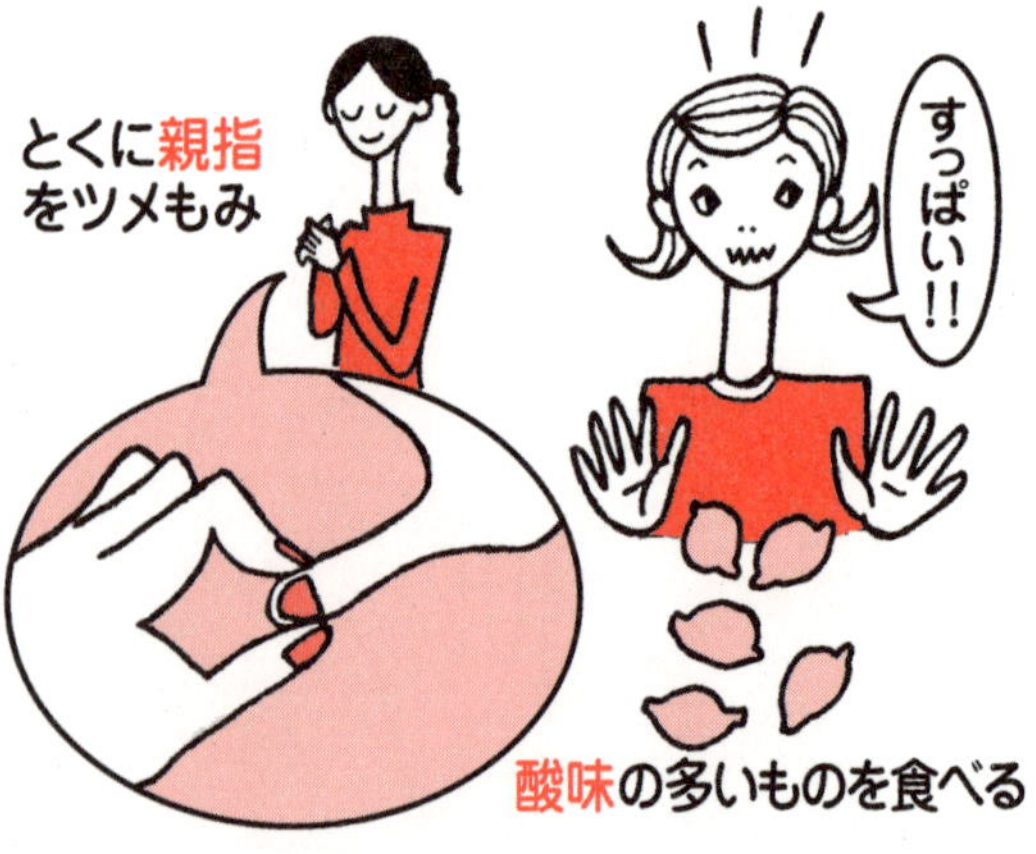
とくに親指
をツメもみ
すっぱい!!
酸味の多いものを食べる

うつ病

今やうつ病は「心のカゼ」ともいわれており、誰でもかかる可能性のある一般的な病気です。責任感が強く、生真面目で几帳面な性格の人ほど発症しやすく、仕事の重圧や対人関係の悩みなど、精神的なストレスが主な原因です。不眠や頭痛、めまい、食欲不振、便秘、肩こり、腰痛などの身体症状に加え、無気力感、集中力の減退、対人恐怖、長期にわたる気分の落ち込みなどの精神症状を伴います。

他の病気と同様にうつ病の人もまた、自律神経のバランスが乱れ、交感神経が強く緊張しています。体調の悪化と気持ちがふさぎ込んでいることが悪循環になり、どんどん交感神経が緊

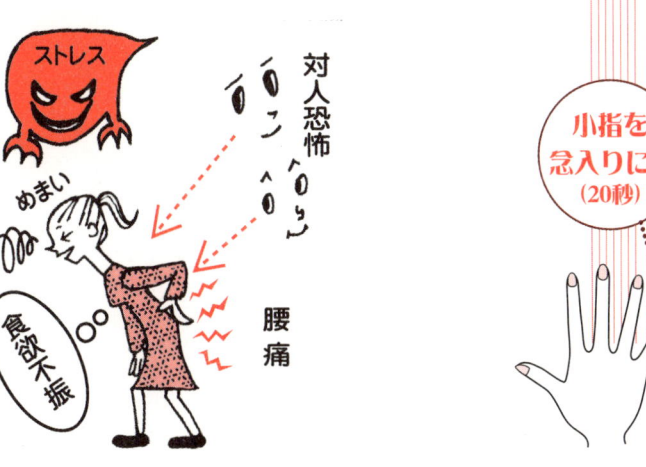

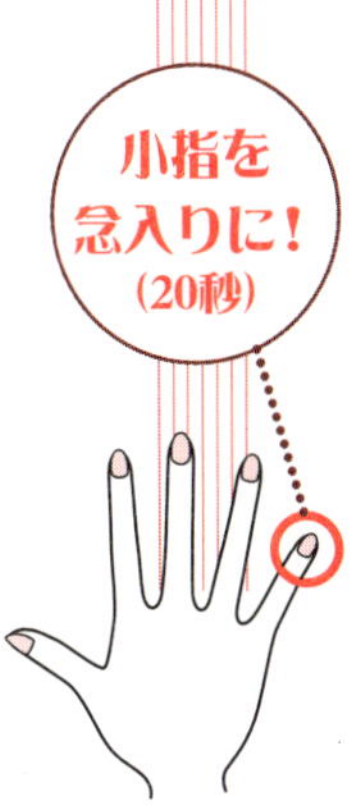

張して、心身ともに症状が悪化していきます。

ツメもみは自律神経のバランスを整え、全身の状態を正常化するはたらきにすぐれています。症状を改善させるためには、ストレスをためすぎないような生活を心がけながら、「うつ病は必ず治る！」と信じて、ツメもみを続けてください。とくに小指を念入りにもむとよいでしょう。

円形脱毛症

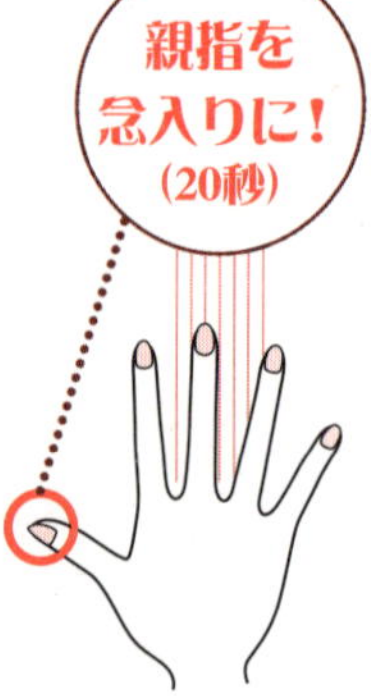

円形脱毛症は現在、自己免疫疾患のひとつとみなされています。免疫機能（白血球が体内に侵入した異物を攻撃して体を守るはたらき）が、なぜか成長期の毛根に起こって発症するとされ

ています。

この病気はストレスに端を発していると同時に、脱毛がさらにストレスを増大させ、ますます病状を悪化させてしまいます。精神的な悩みが自律神経を不安定にし、免疫のはたらきを悪くさせるのです。

一般的な治療にはステロイド（副腎皮質ホルモン）剤が使われますが、使用を中止するとしばしば再発します。また、重症の全頭型の場合、ステロイド剤の長期使用によるさまざまな副作用が問題となっています。

根本的な治療をするにはステロイド剤の使用をやめて、ツメもみ療法を行うことをおすすめします。ただし重症の人がステロイド剤の使用をやめるときは、自律神経免疫療法を行っている医師（一五八ページ参照）のサポートを受け

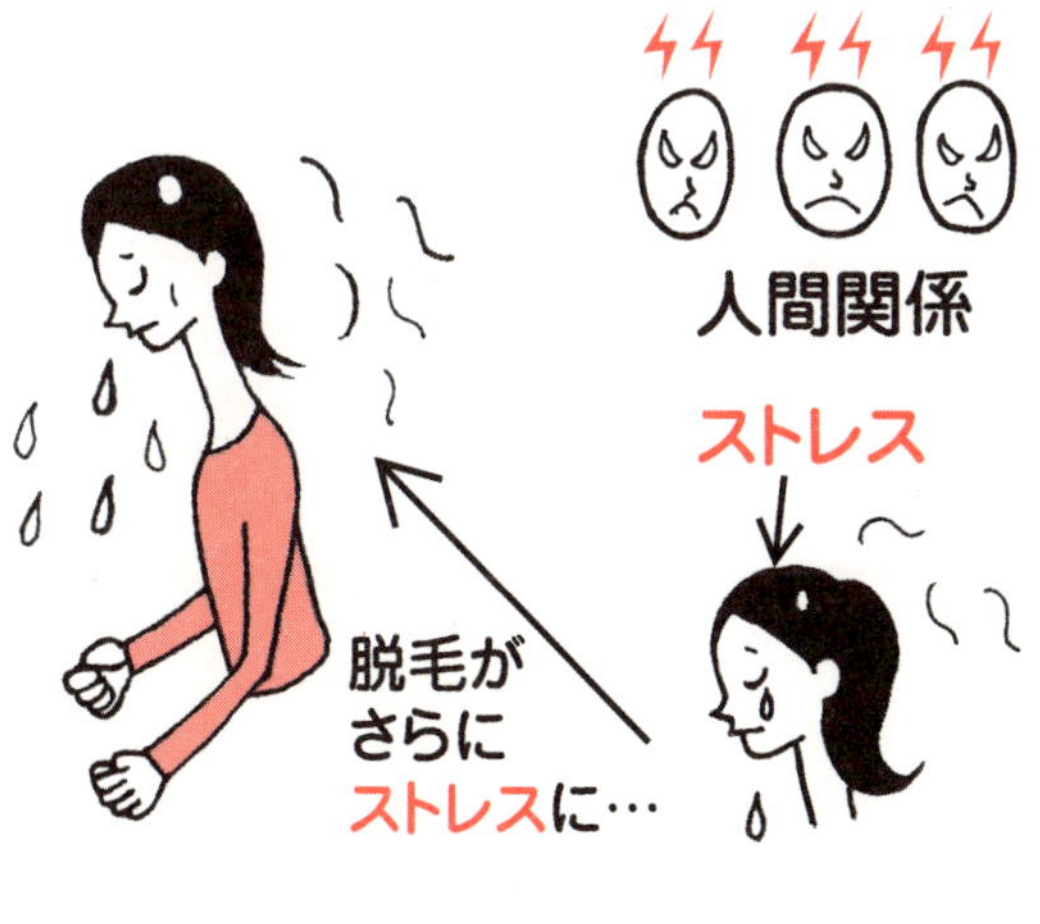

るようにしましょう。

軽い単発型の脱毛なら三カ月も続ければ治癒します。全頭型の場合も根気よく続ければ効果が期待できます。とくに親指を念入りにもむとよいでしょう。

糖尿病

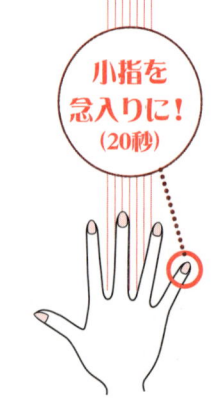

糖尿病は、膵臓《すいぞう》から分泌されるインスリンが不足し、血中のブドウ糖濃度が慢性的に高くなる病気ですが、怖いのは高血糖が招く合併症です。血管がもろく傷つきやすくなり、眼底出血による失明や腎不全を発症するおそれがあります。
基本的には食事制限と運動療法を行って、血

糖値の調整をはかりますが、根本的には、交感神経の過剰な緊張を解消しない限り、血糖値を正常値に引き戻すことはできません。交感神経の緊張が続いて顆粒球が増えると、活性酸素の大量放出によって膵臓が攻撃され、インスリンの分泌を低下させてしまうのです。

交感神経の緊張をやわらげるには、ツメもみがたいへん効果的です。糖尿病に悩んでいる人は、とくに小指を念入りにもむとよいでしょう。

それと同時に生活の見直しを心がけてください。働きすぎや睡眠不足、心的ストレスは交感神経の緊張を招きます。ストレス解消のため暴飲暴食に走る傾向にある人は、気分をリラックスさせる機会をつくりましょう（第5章一〇四～一〇六ページ参照）。

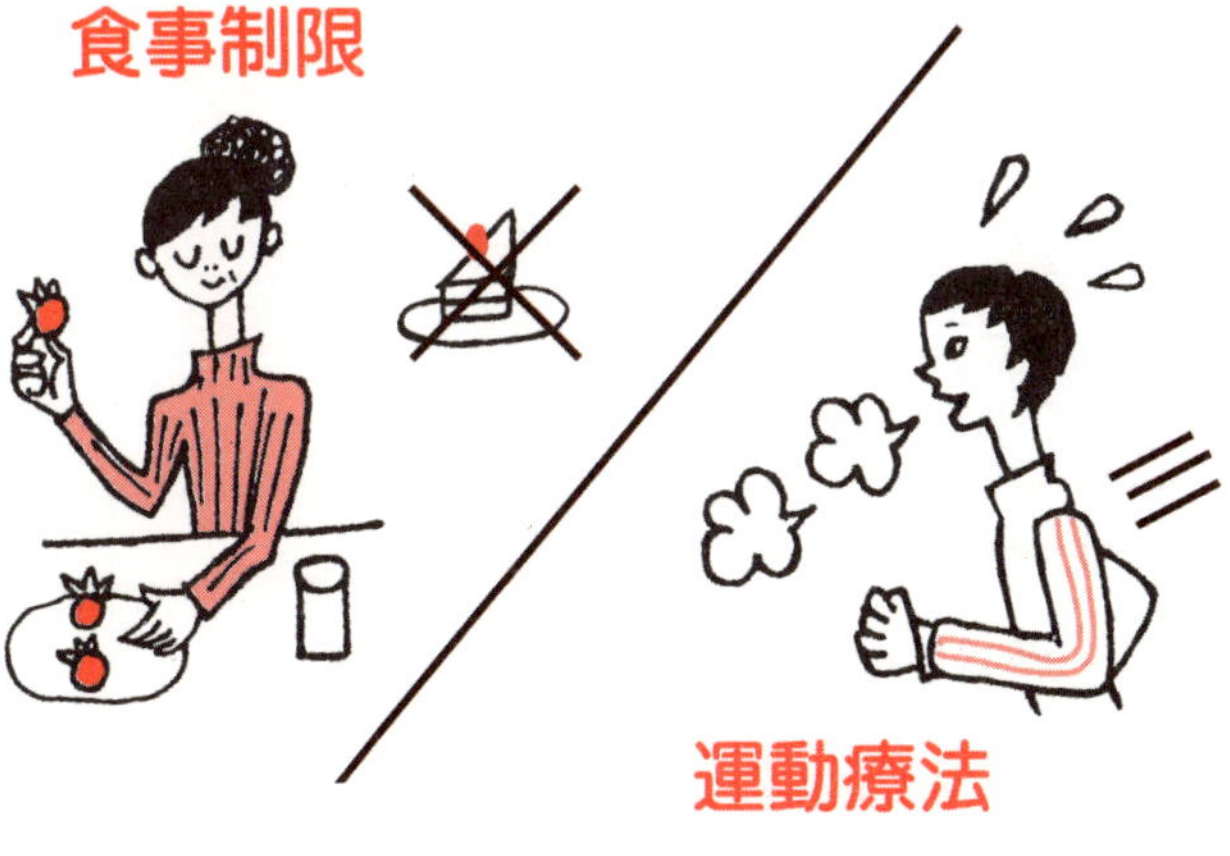

高血圧

ファーストフードやスナック類を好んで食べる現代人は、濃い味つけや脂《あぶら》っこさになれ、塩分と油分をとりすぎる傾向にあります。私たちはただでさえストレスの多い環境におかれているのに、このような食べ物によって体への負担をさらに増大させているのです。これでは交感神経の休まる暇はありません。

また、現代人にはストレスに過敏な傾向があり、ちょっとしたことでイライラしたり、クヨクヨ気にやんだりしやすいのです。たとえば、自宅やスポーツクラブなどで血圧を測るとそれほど高くないのに、病院で医師に血圧を測ってもらうと、高い数値が出るという人がいます。

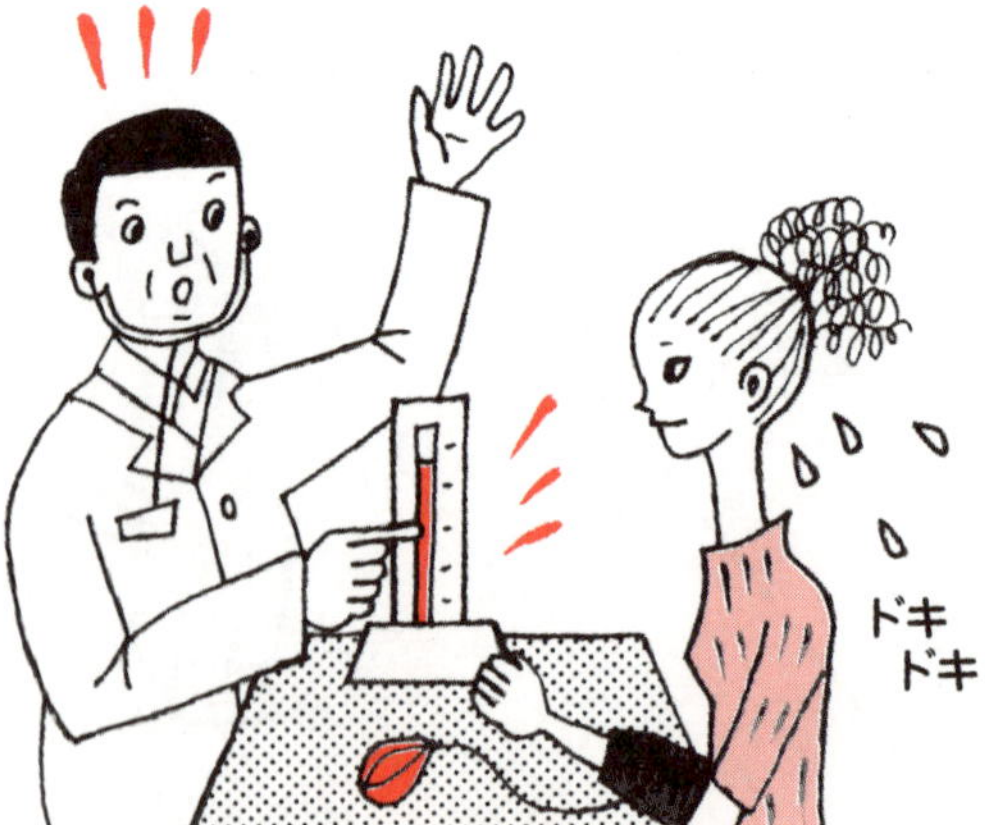

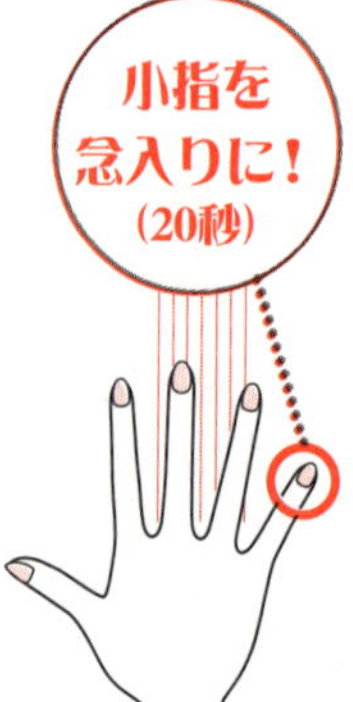

これは「白衣《はくい》性高血圧」と呼ばれるもので、医師の白衣を見ただけで緊張したり不安になったりして、血圧が上がるのです。

ですから、ツメもみ療法で血圧が下がったとしても、少しも不思議はありません。ツメもみで自律神経のバランスを整えれば、高血圧も薬なしで改善できます。とくに小指を念入りにもんで、交感神経の緊張をやわらげるようにしましょう。

ガン

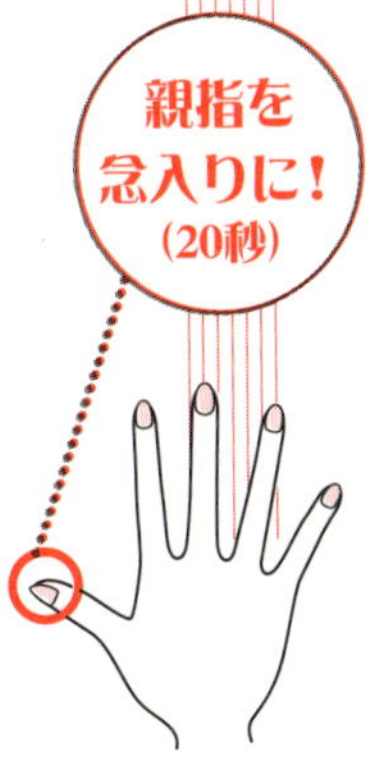

正常な細胞は分裂回数が決まっていますが、ガン細胞は無限に増殖します。ガン細胞が生まれる原因は、分裂回数をつかさどる遺伝子の変

異であり、これに深く関与しているのが自律神経の乱れです。交感神経が緊張すると顆粒球が増加して活性酸素を大量放出します。活性酸素が細胞の遺伝子をくるわせてガン細胞を発生させるのです。

またリンパ球には、ガンを攻撃するT細胞とガンを専門に殺すNK細胞がありますが（第5章八八～八九ページ参照）、自律神経のバランスが崩れるとリンパ球数が減って攻撃力が弱まります。つまり、顆粒球の過剰増加を防ぎ、リンパ球数を正常に保つことがガン予防につながるのです。

ツメもみ療法には、交感神経の緊張をおさえて、顆粒球とリンパ球のバランスを整える効果が期待できます。毎日欠かさずツメもみを行えば、自律神経を正しくはたらかせることができ、

ガン患者の顆粒球の状態

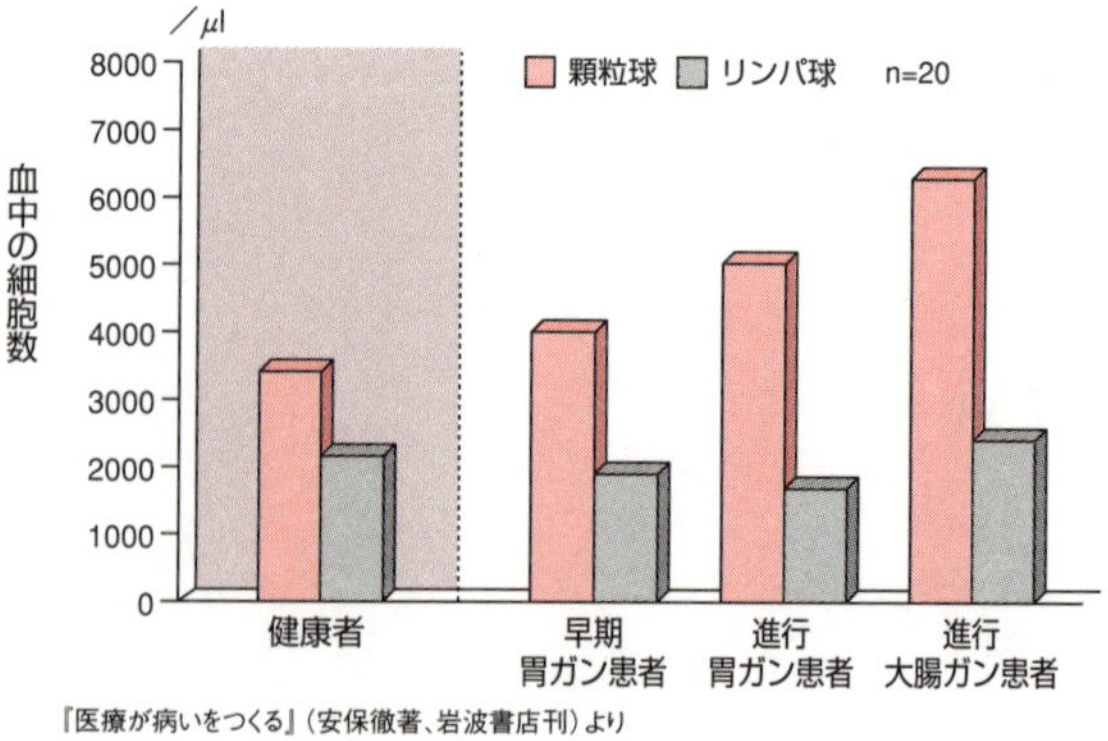

『医療が病いをつくる』（安保徹著、岩波書店刊）より

万病の治療と防止に役立ちます。とくに親指を念入りにもんでください。

リウマチ

一般にリウマチというと「慢性関節リウマチ」を指します。圧倒的に女性に多くみられる病気ですが、なぜ女性に多いのかはっきりしたことはまだわかっていません。また、「リウマチはお年寄りの病気」というイメージが強いようですが、実際には働き盛りの三十〜四十代からの発病が多いのです。

リウマチ患者の血縁者にはリウマチの発症例が多いとの統計があり、ある遺伝的要素（慢性関節リウマチになりやすい体質）をもつ人が、

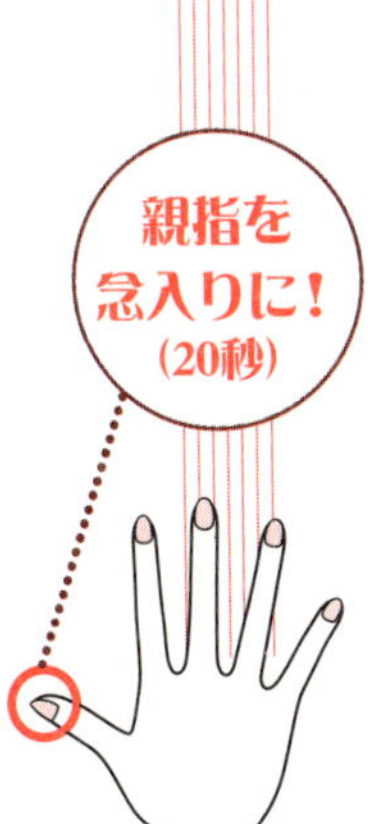

何らかの原因で免疫異常を引き起こして発病すると考えられます。女性ホルモンが関与しているともいわれており、過労やストレス、出産などをきっかけに発病することも少なくありません。

　いずれにせよ、このような炎症性の病気の根底には、顆粒球血症（顆粒球が増えた状態）が考えられます。顆粒球の増加により活性酸素が大量に発生し、関節の組織を攻撃して炎症を引き起こすため、リウマチを進行させるのです。それをおさえるには、顆粒球を減らすはたらきのあるツメもみ療法を行うのが最も効果的です。とくに親指を念入りにもむようにしてください。

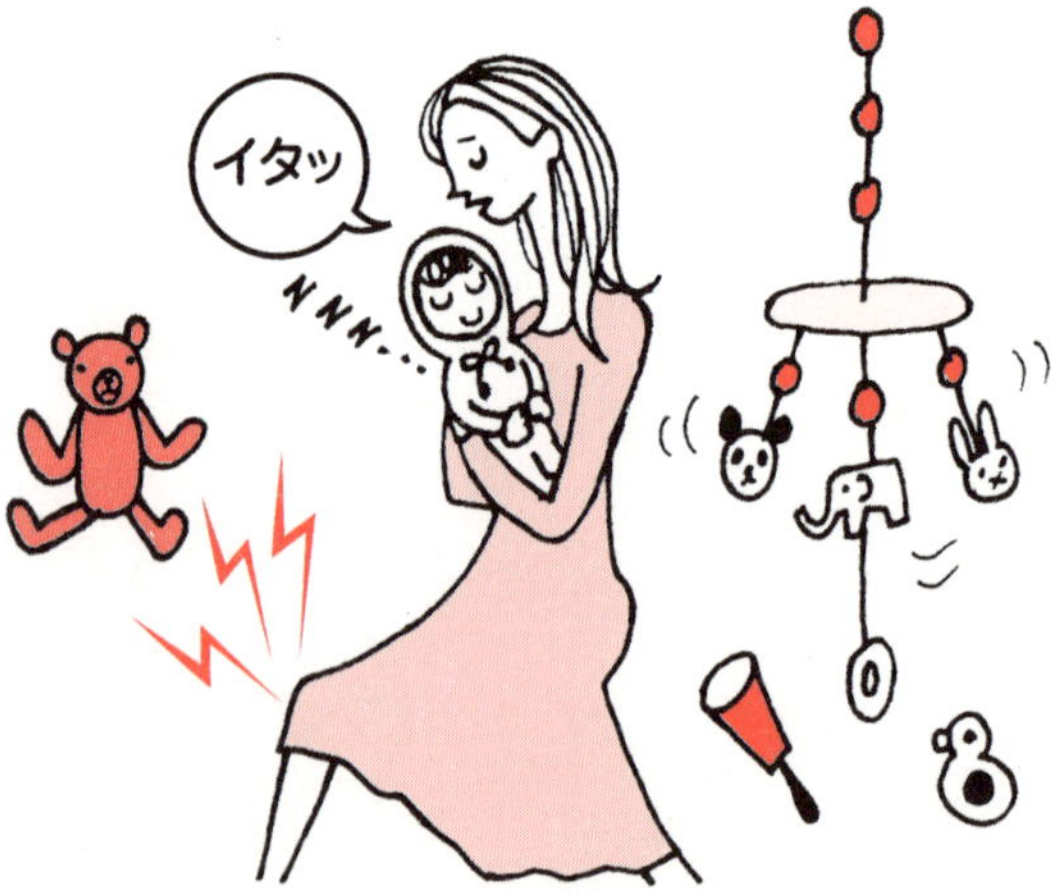

耳鳴り、難聴

耳鳴り・難聴の原因のひとつに、耳の組織の血流障害が考えられます。交感神経には血管を収縮させるはたらきがあり、緊張が続くと慢性的な血流障害が生じます。ストレスは、その人の体のなかでもとくに弱い器官を直撃するので、耳の中で血流障害が生じれば、聴力の異常が起こります。

とくに突発性難聴は、ストレスの影響によって、突然耳の聞こえが悪くなる病気です。通常は、左右どちらか一方の耳だけに起こります。症状としては聴力の低下だけではなく、耳鳴りやめまい、吐き気を伴うケースもあります。聴力の回復後も耳鳴りはしつこく残ります。発病

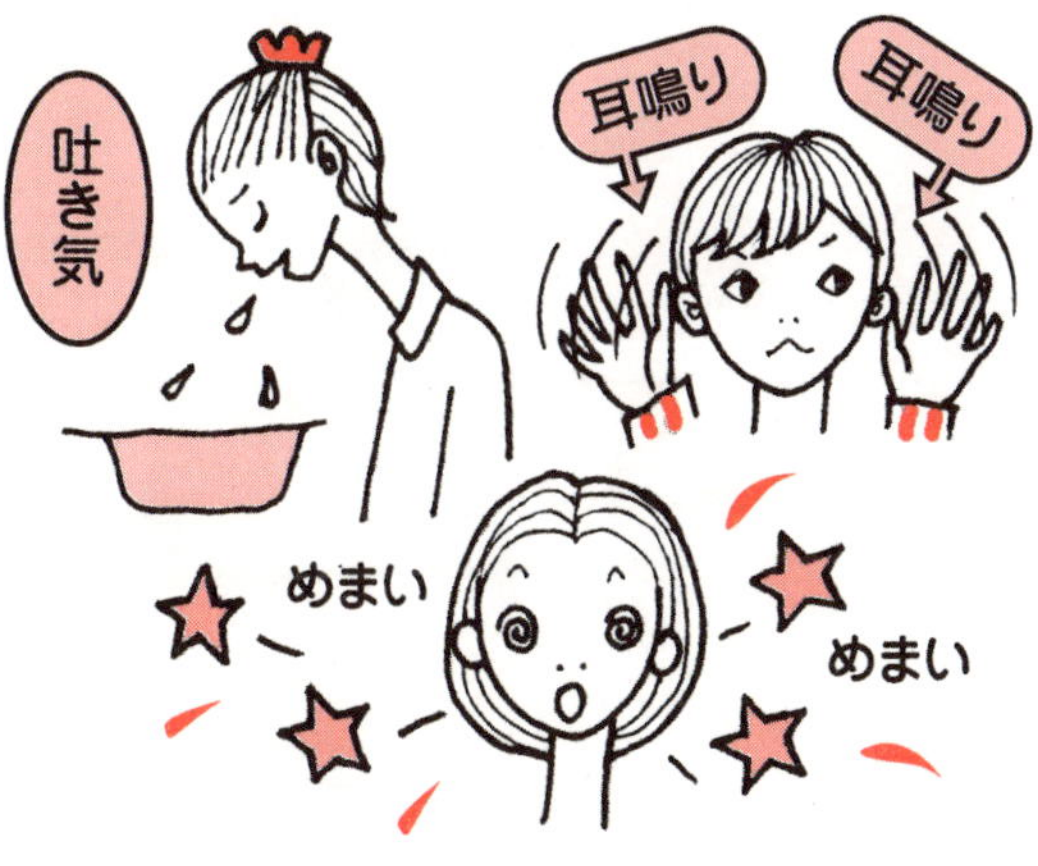

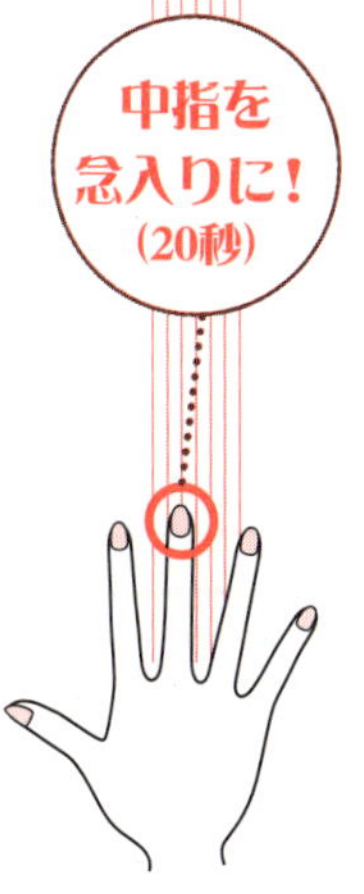

から二週間以内に治療を開始しないと聴力の回復が難しくなるので、早めに耳鼻科で聴力検査を受ける必要があります。

突発性難聴による耳鳴りでお悩みの人は、少なくとも一カ月はツメもみ療法を試すことをおすすめします。とくに中指は念入りにもんでください。日常生活でストレスの多い人は、突発性難聴を予防する意味でも、家庭でツメもみを行うといいでしょう。

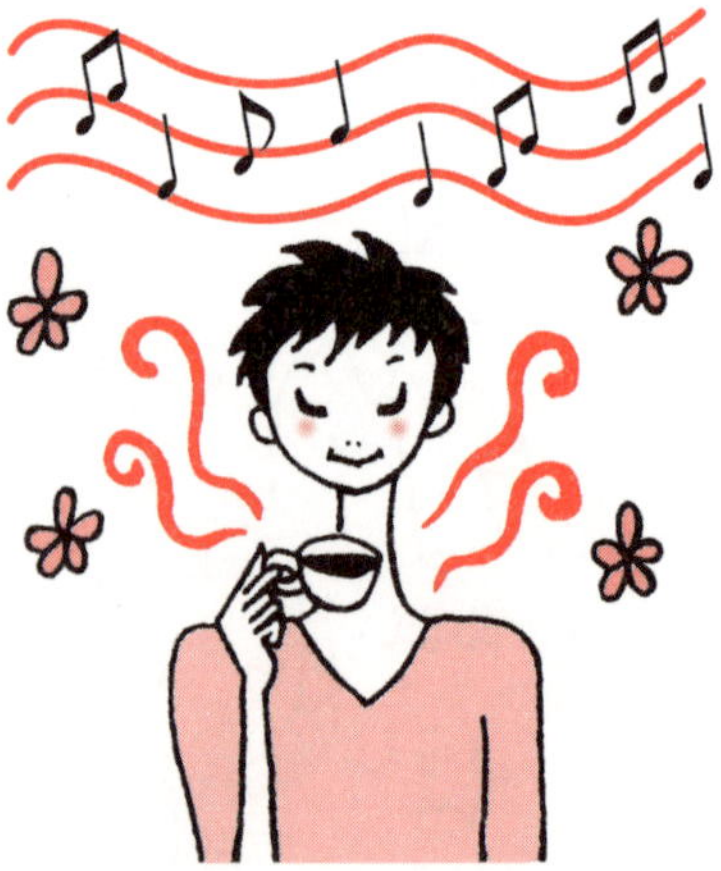

顔面神経マヒ

顔面には、三叉《さんさ》神経（感覚・痛みなどをつかさどる知覚神経）と顔面神経（筋肉を動かす運動神経）があります。顔（目と口）の動きがギ

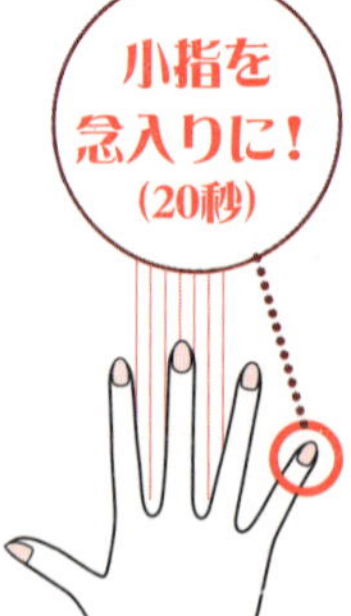

クシャクする、まぶたがうまく閉じられない、口が動きにくいといった症状は、顔面神経マヒと考えられます。

原因としては、脳から頭蓋骨を貫通して出てくる神経の道筋がもともと狭いため、この周辺にアレルギーやウイルス感染が起こるとむくみが生じ、神経が圧迫されて痛みやマヒが発症すると考えられています。

また、内臓や血管などのはたらきをコントロールしている自律神経のうち、交感神経が優位になると、血管や筋肉が収縮します。その収縮が持続して休まる暇がなくなると、固くなった筋肉が神経を圧迫して、体の痛みを引き起こすのです。

このような場合は、ツメもみ療法を行うと、副交感神経が優位になって自律神経のバランス

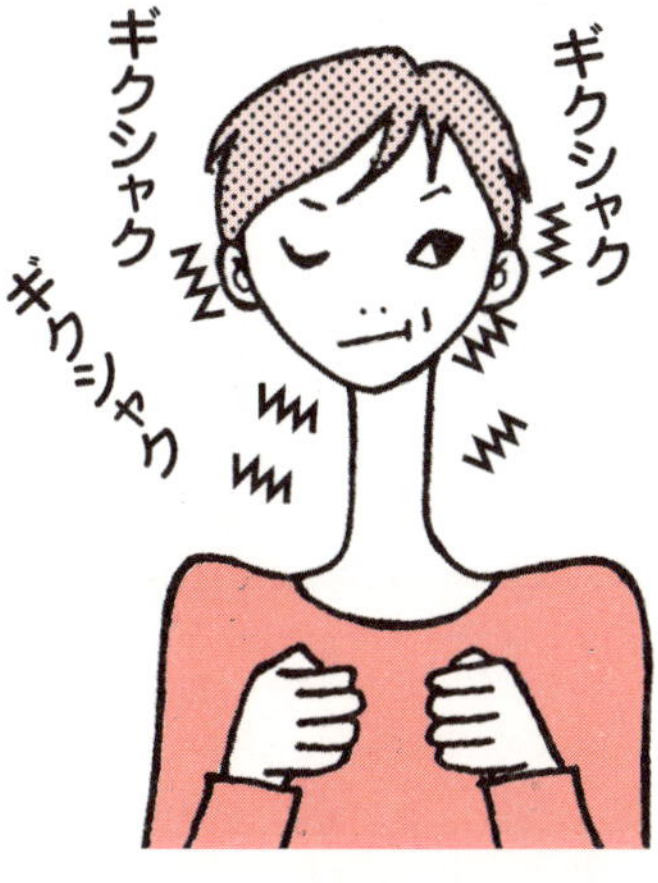

が整えられ、体の痛みが解消していきます。顔面の痛みやマヒを取り除きたい場合は、とくに小指を念入りにもんでください。

メニエール病

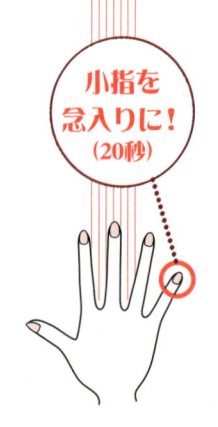

内耳には、聴覚やバランス感覚をつかさどる多くの器官がリンパ液でつながっていますが、何らかの原因でリンパ液の調整がきかなくなって過剰になると、内リンパ水腫《すいしゅ》が起こります。この水腫が神経を圧迫して、めまい、耳鳴り、難聴などさまざまな症状があらわれます。これがメニエール病です。

この病気は女性に多く、発症年齢は三十代後半~四十代前半がピークです。患者さんには、

責任感が強く緊張しやすいという性格的な共通点がみられ、過労、睡眠不足などの強いストレスが、内耳に血流障害を起こすのではないかと考えられます。

また、季節の変わり目や気候の変化、とくに低気圧や前線の接近時に発作（めまい）を起こしやすいようです。このようなときには注意して過労を避け、ストレスをため込まないようにし、日ごろからツメもみを欠かさないようにしましょう。

メニエール病の場合には、とくに小指を念入りにもんでください。ツメもみを行うと、副交感神経が刺激されて血管が拡張し、全身の血流障害が改善されるので、内耳の血流障害も同時に解消されます。

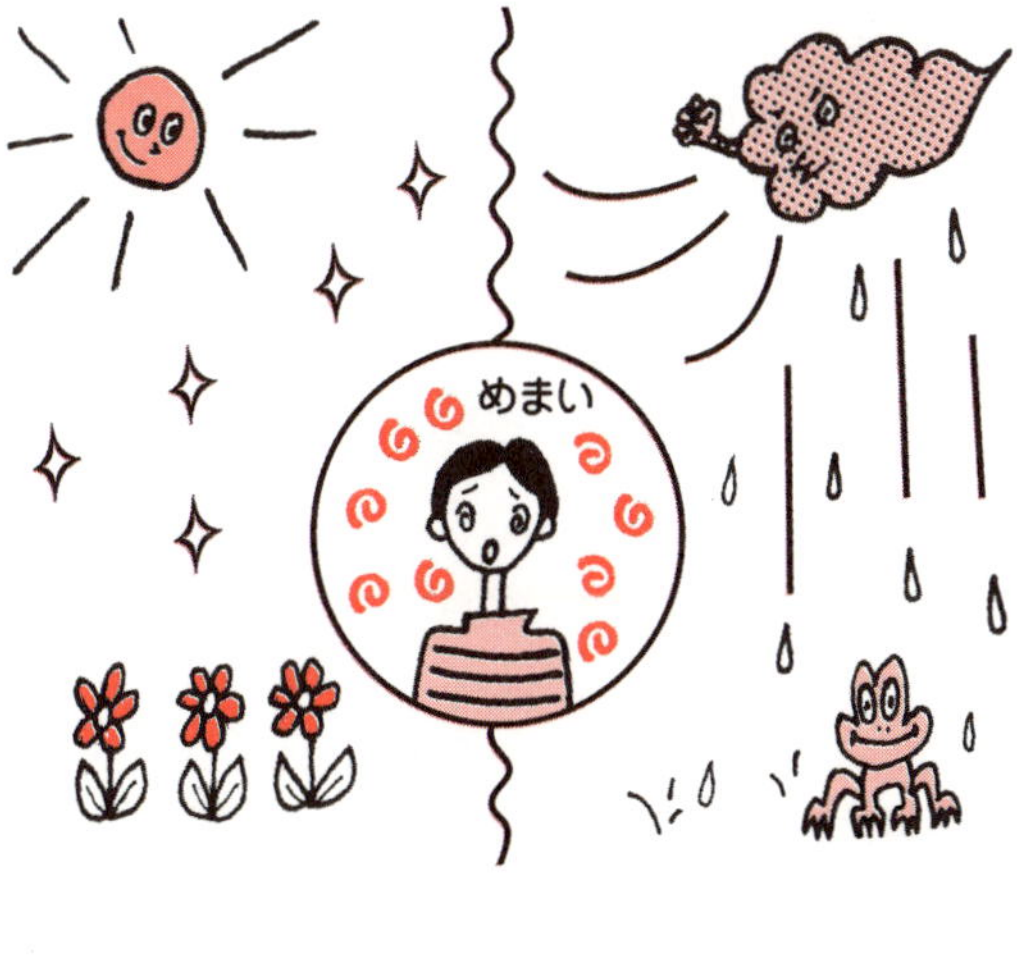

〈自律神経免疫療法を行う全国の医師〉

医師名	クリニック名	住所	電話番号
池田国義	**池田神経内科クリニック**	千葉県市川市大町256-20	047-338-0766
川田信昭 入野靖子	**かわだ東洋クリニック**	神奈川県川崎市中原区小杉町3-432 小杉T・Oビル4F	044-738-2830
永野剛造	**永野医院**	東京都渋谷区本町1-21-1	03-5371-0386
住田憲是	**望クリニック**	東京都豊島区南池袋3-9-7 HI池袋ビル1F	03-3986-7889
田中二仁	**正樹堂医院**	東京都八王子市北野台1-1-5	042-636-9310

木下和之	**木下内科**	三重県大津市比叡平3-53-12	077-529-0550
井上　徹	**しんとう内科医院**	愛媛県伊予三島市寒川町2522	0896-25-0028
伊藤泰雄	**山北診療所**	高知県香美郡香我美町山北1304-1	0887-54-2220
安部敬雄	**大安部外科胃腸科医院**	福岡県北九州市若松区栄盛川町4-19	093-751-3572
田島圭輔	**田島外科医院**	長崎県長崎市目覚町4-15	095-845-4155

■参考文献

『医療が病いをつくる』安保徹著　岩波書店
『奇跡が起こる爪もみ療法』福田稔・安保徹著　マキノ出版
『ステロイド依存―ステロイドを止めたいアトピー皮膚炎患者のために』深谷元継著　柘植書房新社
『安心』2002年4月号、2002年8月号　マキノ出版
『ゴルフダイジェスト』2002年No.44　ゴルフダイジェスト社
別冊すてな奥さん『自宅で痛みをとる本』上田至宏・東照正監修　主婦と生活社

監修者
川田信昭（かわだ　のぶあき）

1947年、青森県生まれ。早稲田大学法学部と新潟大学医学部を卒業。専門は産婦人科と東洋医学。

福島県の有隣病院産婦人科科長を経て、2000年秋から福田稔医師らと昌平クリニックで自律神経免疫療法をはじめる。現在は神奈川県武蔵小杉で、刺絡と漢方薬を併用して、ホルモン剤や鎮痛剤を使わない婦人科治療をするかたわら、アトピー性皮膚炎、気管支ぜんそく、リウマチ、膠原病、メニエール病、腰痛などにも成果を上げている。

かわだ東洋クリニック院長

爪もみ健康法

監修者　川田信昭
発行者　富永靖弘
印刷所　今家印刷株式会社

発行所　東京都台東区台東4丁目7　株式会社　新星出版社
〒110-0016　☎03(3831)0743　振替00140-1-72233
URL http://www.shin-sei.co.jp/

ISBN4-405-09095-5